피부
몸을
말하다

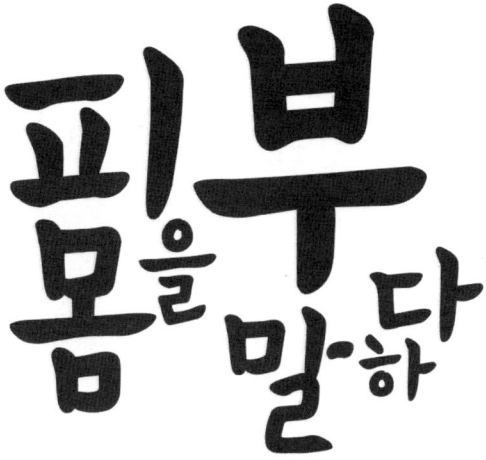

글·그림 홍동주

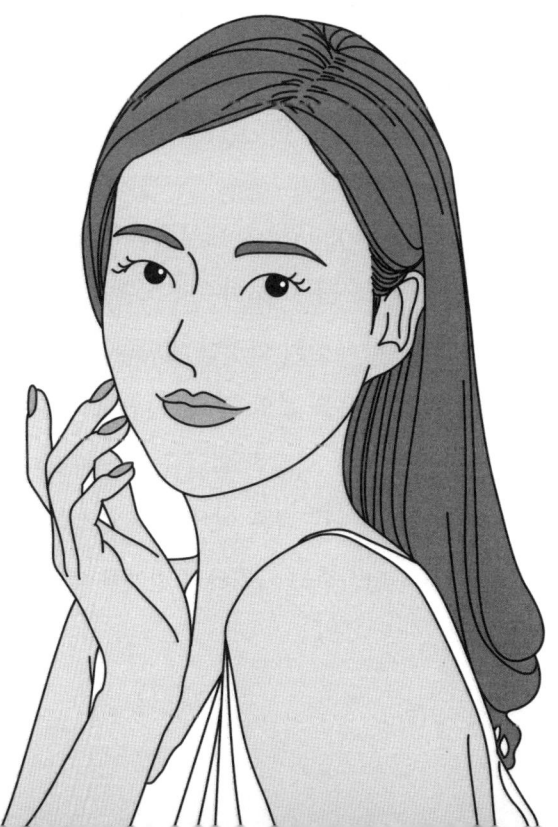

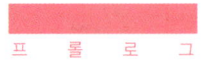

피부 몸을 말하다

화장은 사회와의 소통 수단

일본 뇌과학자인 모기 겐이치로(茂木健一郎) 박사는 "여성은 피부를 아름다움을 가꾸기 위해서만이 아니라 사회와의 소통을 위해 화장을 한다."며 "여성이 거울로 자신을 볼 경우 마치 다른 사람을 보는 것과 같이 자신을 객관시하는 효과가 있음"을 발표했다.

연구를 통해 20~30대 여성 17명을 대상으로 자신과 타인의 맨얼굴과 화장한 얼굴 등 4장의 사진을 보여주며 뇌활동을 FMRI(기능적 자기 공명 영상)로 측정한 결과, 자신의 화장한 얼굴을 볼 때는 뇌가 타인의 얼굴을 볼 때와 같은 활동을 보인 것으로 나타났다는 것이다. 반면 자신의 맨얼굴을 봤을 때는 화장한 얼굴을 봤을 때보다 훨씬 자신답게 느끼는 것으로 밝혀져 연구팀은 이에 대해 여성은 화장을 함으로서 객관적으로 자신을 인식하고 사회와의 관계를 맺고자 하는 것으로 보인다고 말했다.

이는 여성의 화장 효과는 매력적인 외모를 보여주는 것만이 아니라 화장 그 자체가 여성의 내면을 풍부하게 해 사회적인 커뮤니케이션을 형성하는데 있어 매우 중요한 역할을 하고 있다는 설명이다. 이에 비해 맨얼굴은 자기 자신을 의식할 때에 중요한 역할을 한다는 것이다.

여성의 사회 진출이 더 많아지고 있다. 과거 어느 때보다도 여성의 사회 필요성이 대두되는 시점에 와 있으며 앞으로 더 빈번해질 것으로 보인다. 이런 상황에서 여성은 화장이 사회와의 소통을 위해 더 중요한 매개체로 자리 잡을 것으로 보인다. 남성의 경우도 틀리지는 않다. 화장을 하는 것이 더 젊게 보이거나 생동감 있게 보여 직원들과의 소통이 잦아지고 대면시 자신감이 유발되는 등의 긍정적 효과가 있다. 이제는 남성도 화장을 해도 아무 거리낌 없는 시대에 접어 들었다.

화장이 사회와의 소통을 가져다 줌에는 의심치 않지만 더 중요한 것은 화장한 모습에 어울리는 말과 행동의 소통이다. 화장이 소통의 역할을 하지만 인격과 가치까지는 대변해주지 않기 때문이다. 가장 멋진 사람은 자신에게 가장 어울리는 화장과 그에 따른 말과 행동을 할 때라 본다. 그렇다면 화장이 자신을 더 드높게 만들어 줄 것이다. 취약점을 감추기 위한 화장보다는 특장점을 살리는 화장을 한다면 최고의 자리에 있게 될 것이다.

피부와 몸은 하나다

피부와 몸은 하나다. 둘은 연결되어 있으며 따로 구분해서 해석하면 안된다. 피부를 통해 몸 안을 관찰할 수 있고 몸을 통해 피부로 나오므로 건강 상태를 확인할 수 있다. 많은 사람들이 피부보다는 몸 안을 챙기는데 인색함을 보게 된다. 피부에 더 많은 돈을 소비하고 신경을 쓰지만 피부 못지 않게 몸 관리에도 많은 것을 투자해야 한다. 식사를 잘 하면 몸이 알아서 건강할 것이란 생각 자체를 한다면 이는 벌써 몸은 건강 상태에서 벗어나 있는 행위임을 알아야 한다.

몸을 위해 투자하라. 벌어 들이는 수입의 일정 부분을 몸 관리를 위해 식품을 공급해 줘야 한다. 몸에 투자하는 것은 결국 피부로 돌려받게 되어 있다. 식품 중에 콜라겐과 오메가 3를 꼭 챙겨 섭취해야 한다. 저분자 콜라겐은 피부 진피의 먹이 이고 피부가 좋아하는 성분에 해당된다. 만약 꾸준히 섭취한다면 또래의 사람들보다 젊은 피부를 보여주게 될 것이다.

오메가 3는 피부의 혈류 개선에 도움이 된다. 우리가 섭취하는 영양소들은 최종 말단인 피부로 향하게 되어 있다. 피부에 필요한 영양소들이 제대로 공급되게 하기 위해서는 혈관을 젊게 만들고 원활한 혈류가 있어야 하므로 좋은 오메가 3를 섭취한다면 피부의 생동감을 보게 될 것이다.

피부를 위해서도 끊임없이 관리해야 한다. 구두는 가죽으로 만들어 진다. 구두의 윤기가 흐르게 하기 위해서는 자주 닦고 기름칠 쳐 줘야 하는데 이를 "밥을 준다"라고 표현한다. 피부도 마찬가지로 자주 닦고 기름칠 쳐 주면 이는 피부에 밥을 주는 것과 같이 윤택해 진다. 피부는 외부로 나온 장기이므로 항상 많은 세포 분열과 염증이 발생한다. 그래서 표피의 기저층에서 좋은 피부 세포가 만들어 지게 하기 위해 각고의 노력을 해야 한다. 생산 라인에서 불량품이 많이 나오면 결국 생산지출이 많아질 수 밖에 없고 회사 성장에 걸림돌이 되 듯이 피부에서 생성되는 세포들에 불량품이 많이 발생하면 피부는 문제가 점점 커지게 될 것이다. 불량률을 줄이기 위해서라도 피부를 항상 점검하고 원료를 공급함에 힘써야 한다. 만약 피부에 문제가 발생한다면 반드시 내과를 찾아 속을 들여다 봐야 한다. 만약 속이 괜찮다면 피부 문제는 빨리 호전 될 것이지만 속의 문제로 피부 문제가 발생했다면 속을 먼저 다스리면서 피부도 함께 치료해야 한다. 그래야 안전하게 피부를 돌볼 수 있다.

피부는 당신의 인격체다

피부를 물질로 볼 것이냐, 인격체로 볼 것이냐에 따라 대하는 태도가 다름을 알 수 있다. 물질로 본다면 대충 아무것이나 바르고 문제가 발생하면 병원 약을 처방 받아 피부에 사용하면 된다. 피부가 고통스러워 하거나 아파서 말해도 들리지 않는다. 그냥 외부로 보여주는 수단에 불과한 것이다. 하지만 인격체로 본다면 피부에 함부로 할 수 없을 것이다. 본인에게 누군가가 인격적으로 대하지 않으면 상당히 기분이 나쁠 것이고 함부로 대한다면 매우 큰 분노로 대응할 것이다. 마찬가지로 피부 역시 어떻게 대하느냐에 따라 결과가 나오니 좋은 피부를 원한다면 항상 피부에게 좋은 것을 줘야 한다.

피부는 분명 인격체다. 그래서 매일 호흡하고 이동시키고 배설도 한다. 피부는 매일 주인으로부터 칭찬 받기를 원한다. 쉼 없이 주인을 위해 일하기에 잘하고 고맙다는 말을 듣기 원한다. 그래서 매일 피부를 위해 감사의 말을 하고 보여준다면 피부는 정녕 건강함으로 답변할 것이다.

매일 일어나 거울을 보며 피부의 상태를 확인하지만 입으로 직접 피부를 바라보면서 고맙다는 말을 하는 경우는 드물다. 아마도 살아가면서 단 한번도 그렇게 말 해보지 않았으리라. 그래서 이제부터는 일어나서 씻기 전이나 씻은 후 피부를 바라보고 피부에게 고맙다는 말로 표현해 보라. 삶이 피곤하고 피부의 건강을 해치는 일을 했을 때는 "고맙고 미안해"라고 해보라. 그러면 피부가 웃으며 화답함을 느끼게 될 것이다.

이제 피부를 위해 말만 하지 말고 무엇을 할 것인지 생각해서 실천에 옮겨라. 매일 일정한 양의 물을 섭취하여 피부가 가장 좋아하는 것을 공급해 줘야 한다. 그리고 상쾌한 장소에서 피부가 좋은 공기를 호흡할 수 있도록 해주면 피부가 매우 좋아라 할 것이다. 이것을 자주 할수록 원하는 피부의 모습을 보게 될 것이다.

때로 피부에 문제가 발생한다면 이는 전적으로 본인 스스로가 만든 것이기에 피부를 나무라지 말고 피부가 원하는 음성을 듣는 자세부터 취해야 한다. 지금의 많은 피부 질환은 이 피부의 음성을 무시한 채 본인의 녹단적 생각으로 피부를 대하기 때문이다. 피부가 가장 싫어하는 방법을 함으로 피부가 반기를 들어 재공격하는 것이 피부질환의 대부분이다. 이것을 자가면역질환이라 하며 피부의 인격을 무시해서 발생하는 결과이다.

프롤로그 / 피부 몸을 말하다 08

01 피부가 하는 일
호흡(呼吸) 18
배출(排出) 19
발한(發汗) 20
흡수(吸收) 21
보호(保護) 22
감각(感覺) 23
합성(合成) 24

02 흡수와 메커니즘
생명의 기원 원소 30
생명의 기초 빛 31
유기물, 무기물 32
흡수가 흡수하는 방법 35

03 피부와 장기
피부 몸을 말하다 40
골수 44
시상하부 48
갑상선 50
부신 52
폐 54
위 56
간 58
대장 62
신장 64
자궁 66

04 경피독
독과 인체 70
독이 창궐(猖獗) 한 시대 71
독의 흡수 5가지 72
피부로 유입되는 독의 경로 73
해독 작용이 없는 피부 74
암의 75%는 화장품, 욕실용품 75
경피독 알아보기 76
피부 통과와 흡수의 과학 용어 77
경피독의 종류들 78

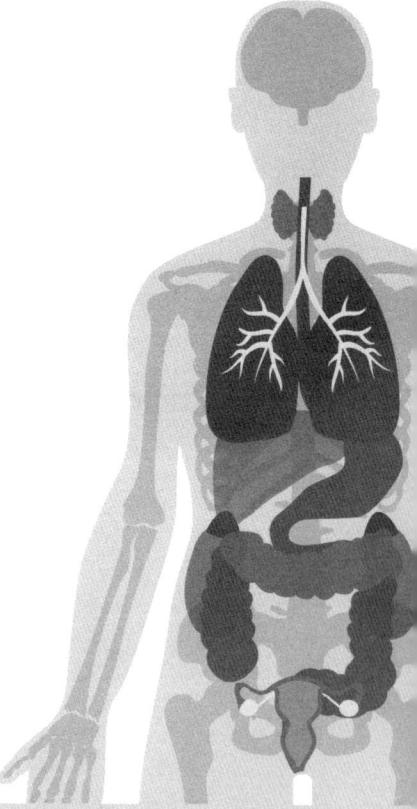

05 피부의 질병들

- 치유하는 능력 94
- 무독성 친환경 제품 95
- 아토피 96
- 건선 98
- 접촉성피부염 99
- 쿠싱병 100
- 지루성 피부염 102
- 스포성표피박리증 103
- 무좀 104
- 백반증 105
- 피부 알레르기 106
- 헤르페스 107
- 루푸스 108
- 켈로이드 110
- 습진 111

06 피부의 호전반응

- 호전반응이란? 114
- 호전반응과 명현현상의 차이 115
- 호전반응의 대분류 116
- 피부가 붓거나 부종이 생긴다 118
- 목 주위가 벌겋게 올라오고 가렵다 119
- 몸에서 심한 냄새가 난다 120
- 뽀루지나 발진, 두드러기가 생긴다 121
- 피부가 뜨거워지고 땀이 난다 122
- 기미가 올라온다 124
- 더 조이고 주름이 생긴다 125
- 피부가 더 거칠게 된다 126
- 피부의 변함이 없다 127

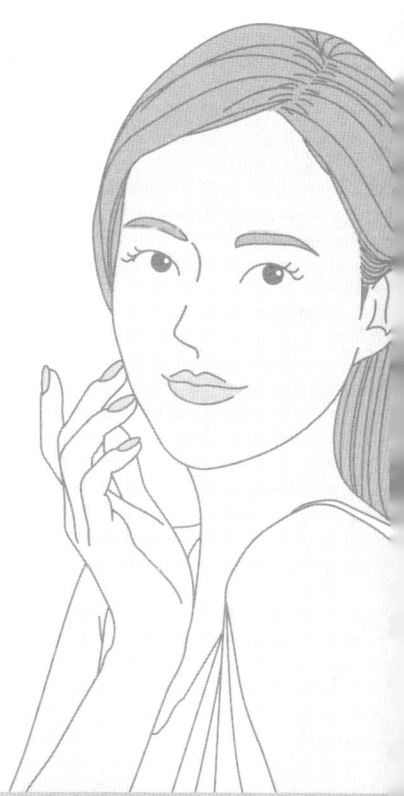

> 피부(皮膚)는 여러 기능을 하며
> 흡수, 이동, 저장을 하므로 기관에 속한다.
> 모든 탁월한 기능을 하지만
> 유일하게
> 분해 능력만 갖추지 못하였기에
> 피부에는 항상
> 좋은 것만 넣어줘야 한다.
> 어린 아이와 같이 다뤄야 한다.

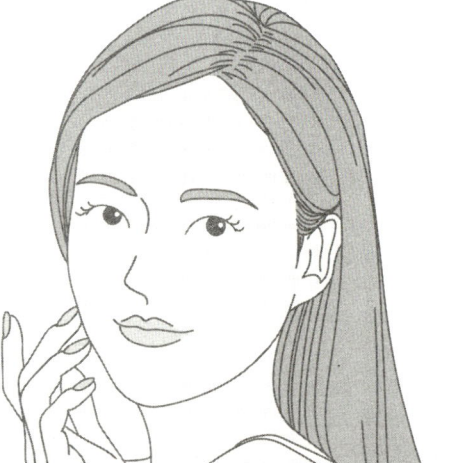

흡(呼吸)
출(排出)
한(發汗)
수(吸收)
호(保護)
각(感覺)
성(合成)

01
피부가 하는 일

PART 01
0.6%의 피부호흡(呼吸)

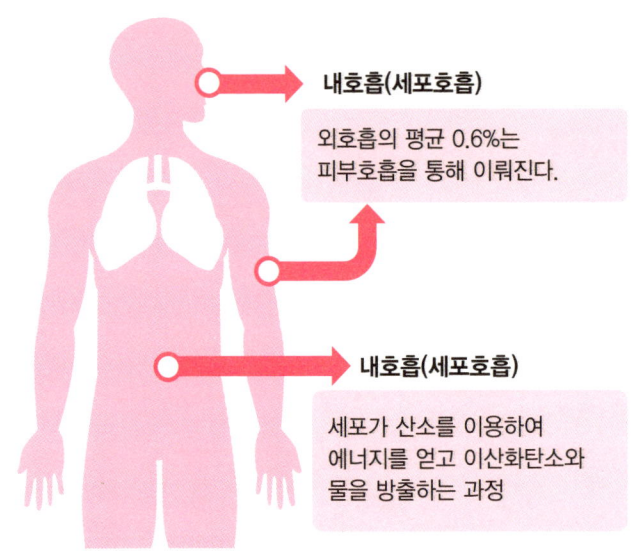

　호흡의 주된 목적은 산소를 얻고 몸 안에서 만들어진 이산화탄소를 혈액 내에서 제거하여 밖으로 내보기 위함이다. 크게는 코로 숨쉬는 외호흡(外呼吸/Eexternal respiration)과 내호흡(內呼吸/Internal respiration)의 두 가지로 구분되며 내호흡을 세포호흡(細胞呼吸, Cellular respiration)이라 칭하기도 한다. 외호흡의 평균 0.6%는 피부호흡(皮膚呼吸/Cutaneous respiration)을 통해 이뤄진다. 외호흡을 통해 들어 온 산소를 폐는 적혈구에 실어 각 조직세포로 보내고 조직세포로 운반 된 산소를 세포 속 미토콘드리아에서 에너지를 만드는데 사용한다. 이 때 에너지 생성에서 부산물인 이산화탄소가 만들어 진다.

PART 01
몸의 독소들 배출(排出)

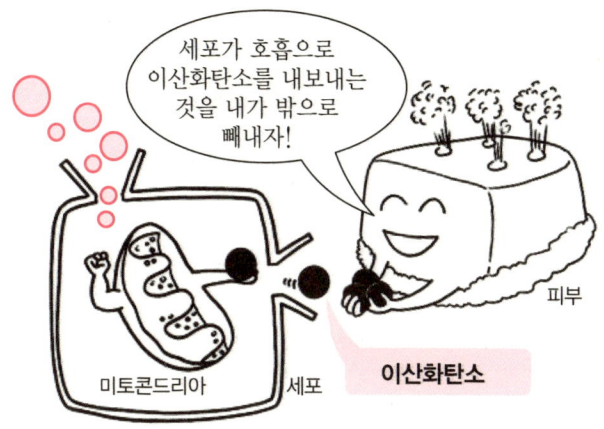

　이산화탄소가 몸 안에 가득 차면 독소의 확산으로 건강에 치명적일 수 있어 빨리 밖으로 배출하려고 한다. 그러면 같은 방식으로 세포호흡에서 내호흡을 거쳐 외호흡으로 배출시킨다. 이산화탄소가 너무 많을 때는 코가 아닌 입으로 호흡을 하게 한다. 그래서 운동을 할 때 많은 산소가 들어 오고 많은 이산화탄소를 내보내기 위해 헉헉거리며 입으로 호흡하게 한다. 그럼에도 배출이 쉽지 않으면 손바닥, 발바닥, 입술 등을 제외한 전신 피부에 시상하부는 감각신경세포(感覺神經細胞/Sensory neuron)에 명령하여 몸의 200~500만개의 모든 땀구멍을 열도록 한다. 특히 얼굴에만 약 2만개가 넘는 땀구멍을 열도록 하여 배출을 용이하게 한다. 그러면 얼굴부터 시작하여 온 몸에서 땀과 분비물, 이산화탄소가 빠져 나오게 되며 그 외에도 주로 목, 가슴에서도 많은 양의 노폐물을 빠져 나오게 한다.

PART 01
500만개의 땀구멍으로 **발한(發汗)**

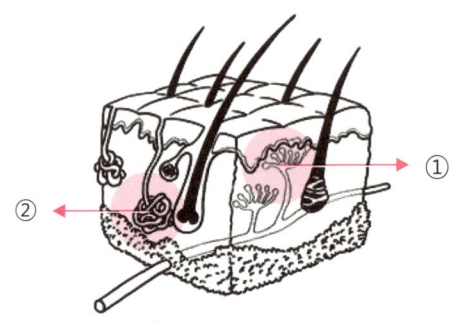

① **마이너스 소체(Meissner corpuscle)**
온도를 느끼는 감각 신경체

② **땀샘(Sweat gland)**
마이너스의 소체로 더위를 느끼면 시상하부는
500만개의 땀샘을 열어 몸의 체온을 정상으로
유지시킨다.

 여기서의 발한은 체온조절에 속한다. 인체는 항상 일정한 체온 36.5~37.1℃를 유지하는 항온동물 또는 정온동물에 속한다. 체온은 곧 생명이므로 체온 관리를 못하면 사망의 길로 빨리 들어서게 되므로 피부는 외부 체온을 민감하게 받아들여 추우면 모든 땀구멍을 닫아 추위로부터 몸을 보호하게 하고, 더우면 모든 땀구멍을 열도록 하여 열을 발산시키게 한다. 때로 피부 온도가 지나치게 올라가거나 레이노 증후군(Raynaud's phenomenon)이라 불리는 수족냉증은 자율신경계 질환이며 이는 피부의 신경을 지나치게 간섭하여 발생하는 자가면역질환에 속한다. 그리고 체온 상승이 되면 발한으로서 몸 안의 온기를 일정하게 유지토록 힘쓴다. 이것이 체온의 항상성이라 한다.

PART 01
흡수(吸收), 피부도 냄새를 맡고 먹는다

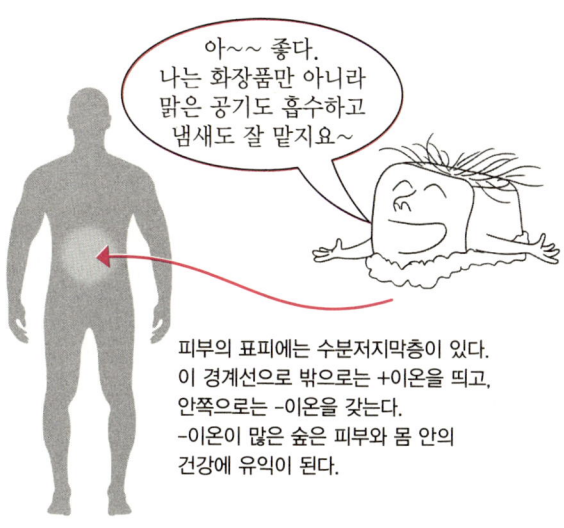

피부도 냄새를 맡고 몸에 이롭고 필요하다면 흡수하는 기능을 가지고 있다. 많은 사람들이 산림욕장에 가서 힐링을 하는 모습을 자주 보곤 하는데 이 모든 것이 피부에 안식을 주기 위해서다. 맑은 공기는 피부에 좋으며 아토피 질환자는 자주 하는 것이 좋다. 매일 바르는 화장품 속에 유효 성분이 있으면 피부는 필요에 의해 흡수(part 2에서 설명)한다. 피부로 흡수되는 경로는 크게 두 가지로 요약할 수 있다. 하나는 표피를 통과 해 혈관으로 유입되는 표피경로가 있으며, 비타민A나 색소, 황을 함유한 설파민의 약 등을 표피로 거쳐 기름샘으로 유입 되는 부속기경로가 있다. 문제를 일으키는 환경호르몬이나 화장품의 독성 물질들도 모두 같은 경로로 흡수 된다.

pH 5.2~5.8로 **보호(保護)**

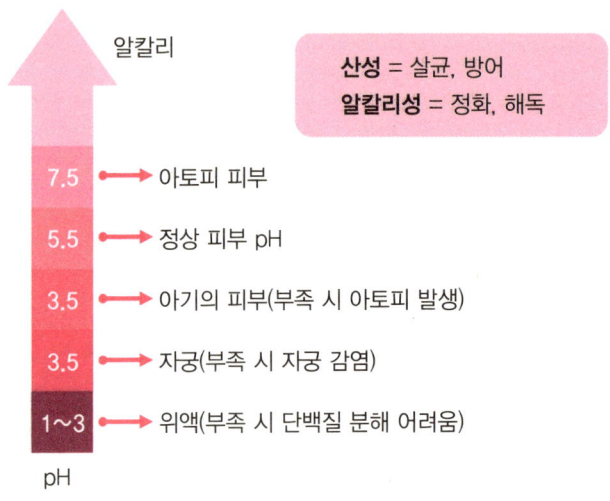

피부는 보호하는 기능을 가지며 몸 전체를 두르고 외부 환경으로부터 내부 장기를 보호하고 있다. 피부가 가장 이상적으로 보호 능력을 발휘하기 위해서는 피부 자체의 산성도가 pH 5.2~5.8를 유지해야 한다. 피부가 제 기능을 하기 위해서 필요한 산성도이며 내부 장기는 반대로 pH 7.3정도의 알칼리성을 유지해야 건강할 수 있다. 따라서 피부는 산성을 유지시키고 내부는 알칼리성을 유지해야 한다. 박테리아나 바이러스는 대부분 알칼리성을 띄고 있어 강한 산성 보호막을 만나면 모두 타 죽게 되어 있다. 그래서 해로운 박테리아가 인체에 침입하지 못하도록 방어할 뿐만 아니라 침입한 박테리아를 죽인다. 그러면서도 피부는 자체에 박테리아의 서식지를 갖고 있으면서 스스로 저항력을 키우며 피부에 대한 외부 세균의 감염을 억제한다.

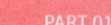
초속 70m의 감각(感覺)

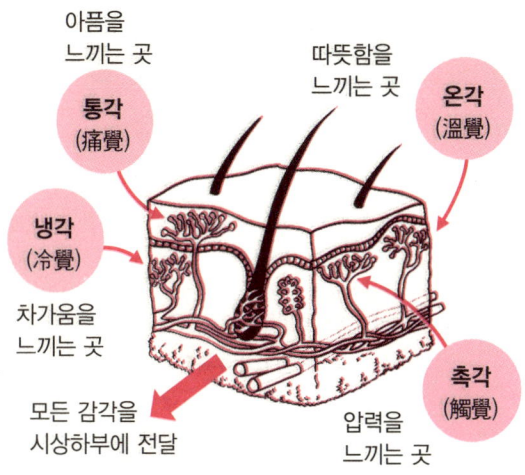

모든 생명체는 나름의 감각을 가지고 있다. 개는 냄새를 잘 맡는다든지, 독수리는 먼 곳에서도 잘 보는 것 등 각자의 생존을 위해 하나씩의 뛰어난 감각을 소유하고 있다. 사람은 그 중 촉각이 발달해 있다. 미국의 유명한 존스홉킨스 대학에서 한국인의 감각 인지력이 미국인의 60배 이상이라고 발표했듯이 한국 사람들의 감각은 매우 뛰어나다. 그래서 손으로 하는 많은 섬세한 일들을 한국인들이 월등히 잘해내는 비결을 가지고 있다.

촉각은 외부 자극에 대한 반응으로 피부가 1차적으로 감지하고 몸이 대응하라고 알려 준다. 촉감은 크게 4가지로 총칭되는데 촉각(觸覺), 온각(溫覺), 냉각(冷覺), 통각(痛覺) 등 있다.

비타민 D 합성(合成)

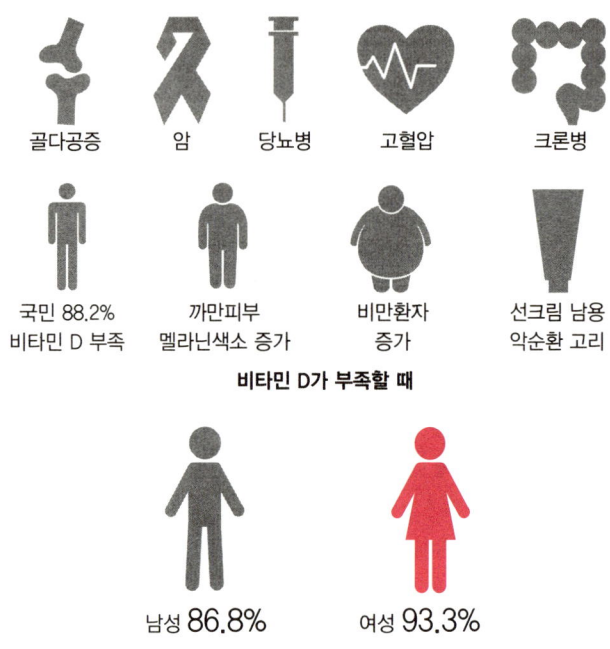

한국인의 비타민 D 부족 현상 (자료: 울산대병원 피부과 서호석 교수팀)

피부가 갖는 기능 중 하나는 바로 비타민 D의 합성이다. 비타민 D는 인체내에서 칼슘과 인의 대사에 필수 요소이며 비타민 D가 결핍되면 뼈가 약해 휘어지는 구루병(佝僂病/Rickets)에 걸리며 성장기 어린이의 경우 안짱다리라 불리는 성장 장애가 발생한다. 또한 어지럼증이 발생해 현기증과 같은 증세가 나타나기도 한다. 비타민 D는 비타민 D2와 비타민 D3로 나뉘며 비타민 D2는 식물에, D3는 동물에 많이 분포되어 있다.

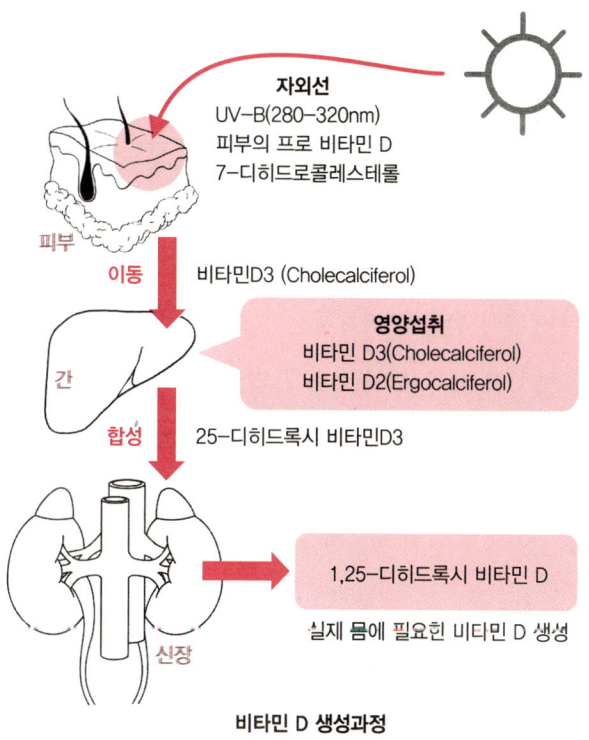

비타민 D 생성과정

우리가 섭취하는 지방이 콜레스테롤로 분해되어 저장되어 있거나 콜레스테롤이 많은 식품을 섭취하면 태양 빛에 의해 자연적으로 비타민 D를 합성할 수 있다. 오전 11시부터 오후 3시까지의 290~315nm의 일정한 파장의 UVB 자외선을 20분 가량 쬐면 가능하지만 한국은 지리적 특성상 11월부터 3월까지는 자외선 양이 부족하므로 좀 더 시간을 두고 쬐는 것이 좋다.

최근 들어 비타민 D의 연구가 활발해지면서 비타민 D와 생체 활성화에 관한 결과들이 발표되고 있는바, 비타민 D의 결핍은 단순히 칼슘 대사 뿐 아니라 암과도 밀접한 상관관계가 있으며 특히 여성의 대표적인 유방암과 자궁암에 밀접히 관여됨이 밝혀졌다. 문제는 대한민국 여성들은 평균적으로 88.2%가 비타민 D 결핍증세가 있다는데 있다. 단순히 자외선 차단제를 발라 비타민 D의 부족 현상 뿐 아니라 건강 유지를 위해 섭취하는 위장약, 고혈압, 당뇨, 아토피성 피부질환제들이 비타민 D의 합성을 저해하는 요소로 꼽혀, 이런 것들이 비타민 D의 부족 현상을 더욱 부채질 하고 있는 실정이다. 또한 당뇨병 환자의 증가도 비타민 D의 부족으로 발생하는 요인으로 지목되고 있다.

비타민 D의 하루 섭취 권장량은 400~800IU 정도 이지만 현대인들의 자외선 기피와 옥외 활동 부족으로 1,000IU 까지 섭취를 권장하는 것이 추세다. 그렇다고 비타민 D를 과용 섭취하면 오히려 칼슘과잉증으로 결석이 생기고 비만, 변비, 식욕 감소가 나타나기도 한다. 아무리 중요하고 필요해도 과유불급(過猶不及)은 오히려 건강을 헤치는 독이 될 수 있다는 말과 같다. 문제는 비타민 D를 얻기 위해 자외선 차단제를 바르지 않고 하루 20분 이상 내리 쬐는 태양 빛을 직접 맞을 강심장의 사람들, 특히 여성들이 얼마나 있을까? 반대로 모든 태양빛을 피해 오로지 비타민 D를 식품으로만 의지한다면 과연 그것이 안전하게 대체할 수 있을까 하는 의문점들이다. 이 문제의 대한 답에 건강을 위해 스스로 무엇을 선택할 것인지 생각해 봐야 한다.

자외선 차단제로 인해 각국의 피서지는 지금 해양 생태계의 오염으로 고민하고 있다. 세계에서 자외선 차단제 사용으로 약 14,000t이 바다의 산호초로 유입되어 백화 현상을 발생시켜 해양 생물에게 공급되는 영양분이 차단돼 죽게 된다고 지난 2015년 국제학술지 '환경오염과 독성학 아카이브'에 게재된 논문에 따라 미국 하와이주는 옥시벤존(oxybenzone)과 옥티녹세이트(octinoxate) 원료가 들어 간 자외선차단제 판매 및 사용 금지를 2021년부터 시행한다고 발표하였다. 아마도 이제는 피서를 즐기기 위해 자외선차단제 사용 없이 즐기는 세상이 곧 다가와서 피서 후에 피부로 고민하는 그날을 맞이할 것인지 아니면 문제를 일으키는 원료를 제거한 제품을 개발, 사용할 것인지 초미(草靡)의 관심이 되고 있다.

본 내용은 시사하는 바가 크다. 우리가 바르는 자외선차단제가 생태계에 위협이 된다면 1차적으로 직접 바르는 피부는 어떠하겠는가? 요즘은 거의 매일 바르다시피 하는 자외선차단제에 암을 일으키거나 신장, 간 질환에 문제를 야기하는 성분을 그대로 사용하는 것이 과연 옳은가 이며 이런 제품을 만들어 공급하는 업체도 질타의 대상이 되어야 한다. 질병은 아주 먼 곳에서 시작되는 것이 아니라 바로 아주 가까운 내 주위 환경에서부터 시작됨을 인식해야 한다. 나는 담배를 전혀 피우지 않았는데 폐암에 걸려 원망하기 전에 먼저 폐에 염증을 일으키고 암을 발생시키는 화장품, 생활용품부터 철저히 찾아내어 제한하고 사용하는 슬기로운 처사가 필요 되는 시점이다.

“
피부속으로 영양을 넣는다는 것은
거친 물살을 거꾸로 헤엄쳐
거슬러 올라가는 것 보다도 어렵다.
피부막을 뚫고 혈관이 있는
진피까지 도달하려면 반드시
큰 도움을 받아야 하는데
그것은 피부에 있는
미생물들이다.
”

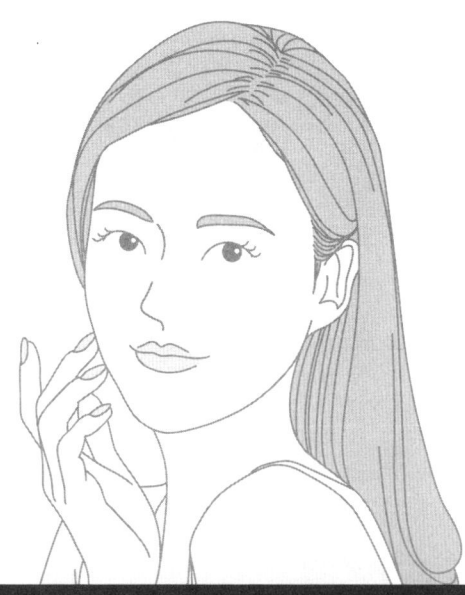

명의 기원 원소
명의 기초 빛
기물, 무기물
수가 흡수하는 방법

02
흡수의
메커니즘

PART 02

생명의 기원 원소

원소(元素/Element)는 모든 물질의 가장 작은 기본 요소이다. 원소가 모여 원자가 되고 원자(原子/Atom)가 모여 분자(分子,Molecule)가 된다. 이렇게 모인 분자들이 조직을 만들고 기관이 형성 된다. 약 200여 년의 긴 시간의 연구를 통해 현재까지 밝혀진 원소의 종류는 약 110여 가지이며 주기율표로 보기 쉽게 정리되어 있다. 이외에 20여 가지의 원소는 인공적으로 만들어졌으며 지금도 계속 작업을 진행 중이다.

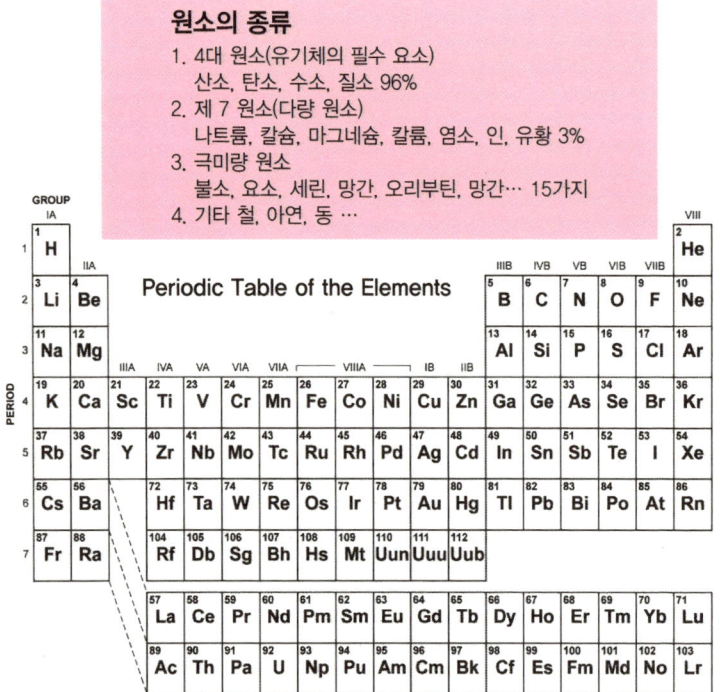

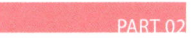

생명의 기초 빛

모든 물질은 빛으로 시작된다. 쿼크는 빛을 모아 원소를 이루면서 최종적으로 개체가 되며 각 개체는 빛의 입자를 소유하고 있다. 이 빛의 모양과 색깔에 따라 다양한 종류로 나뉘어 지고 맛과 향기를 낸다. 그래서 우리가 먹는 음식이나 숨쉬는 공기는 모두 빛의 여러 형태이며 피부의 건강으로 색, 모양, 상태, 향기 등은 빛이 뿜어내는 결과체이다. 따라서 최상의 컨디션을 내는 것은 빛이 밝아져 내는 것이며 질병을 앓게 되면 검은색으로 바뀌면서 빛을 잃는 것을 말한다.

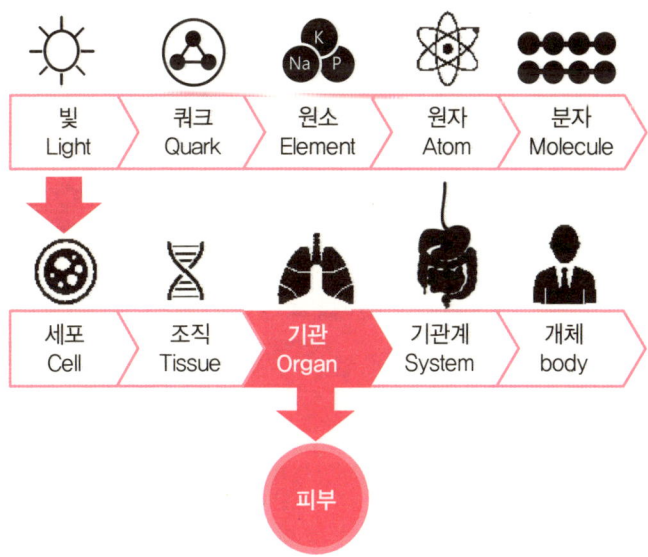

피부도 흡수, 운반, 배설의 시스템을 가지고 있으므로
기관에 해당되며 인체에서는 가장 큰 면적을 차지한다.

PART 02
유기물, 무기물

　세상의 모든 물질은 무기물과 유기물로 나눠진다. 무기물은 탄소(C)가 없어 생명이 다하면 탄소로 남으며 태울 때 탄소가 태워져 연기가 나는 것을 말하고 유기물은 무기물의 반대로 생명을 가진 것으로 크게 본다. 다시 말 해 유기물은 먹을 수 있는 것, 무기물은 먹을 수 없는 것으로 이해하면 쉽다. 예를 들어 철분이 부족하다고 쇳덩어리의 철분을 먹는 사람은 없을 것이다. 이 철분은 무기철이기 때문이다. 만약 이 쇳덩이 철분을 먹는다면 곧 혈액이 오염 되 큰 문제가 발생하지만 식물에 존재한다면 이는 유기철로써 섭취의 대상으로 몸 안에서 산소를 운반해 주는 중요한 역할을 하게 된다.

　유기농법(有機農法/Organic farming)은 말 그대로 화학 비료를 사용하지 않고 천연의 비료를 사용하여 짓는 농사법을 말한다. 화학비료는 모두 석유계에서 제조한다. 그래서 땅에 석유를 뿌리면 땅의 오염으로 식물속의 영양이 결핍되어 생산되므로 더 유익한 결실을 얻지 못하게 된다. 사실 더 정확히 말하자면 유기농법이 석유계 화학비료를 사용하지 않는 이유는 토양미생물(土壤微生物/Soil microbes) 때문이다. 땅에는 가장 많은 미생물이 생식하고 있으며 토양 1g 속에 수십 억 마리의 미생물이 있다.
　이러한 땅을 '비옥한 땅, 숨쉬는 땅'이라고 말하며 지렁이부터 많은 생명체가 공존하면서 땅을 가꾸고 돌보는 역할을 하고 있다. 이런 땅에 화학비료를 사용한다는 것은 최악의 결정이며 땅에 서식하는 많은 생명체를 없애는 행위에 속한다.

사과 나무에 사과가 열리는 과정에 대해 잠시 생각해 보자. 사과나무는 유기체이다. 뿌리를 땅 속에 내리고 땅의 영양소를 빨아 당겨 섭취함으로 맛있는 사과의 결실을 안겨 준다. 그렇다면 사과나무는 땅 속에 있는 어떤 영양소를 흡수할까? 답은 바로 무기물인 무기 미네랄들이다. 앞서 말했듯이 유기체는 유기물을 섭취할 수 있는데, 어떻게 유기체인 사과나무가 무기물을 흡수할까라는 의구심이 들 것이다. 또 다시 답을 내리자면 바로 토양미생물에 있다. 토양미생물이 무기미네랄을 섭취하여 배설하는 것이 바로 유기미네랄이 된다. 이것을 사과나무의 뿌리를 통해 흡수되어 성장하며 맛있는 사과를 만들어 낸다.

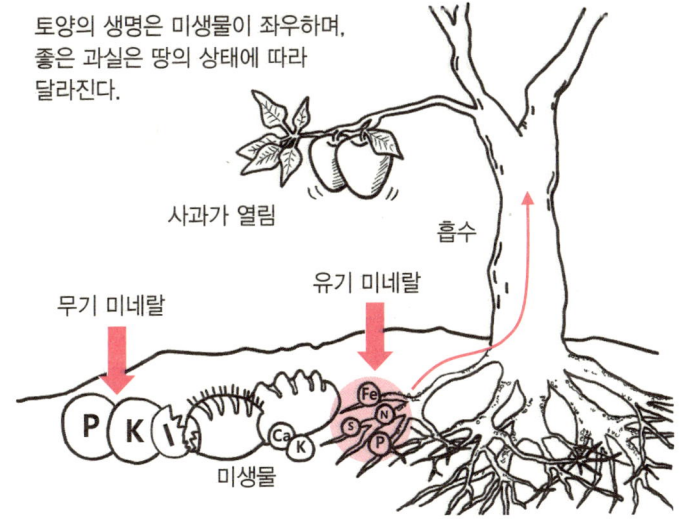

토양 미생물이 무기 미네랄을 먹고 분해한 것이
유기 미네랄이며 뿌리로 흡수하여 과실을 맺는다.

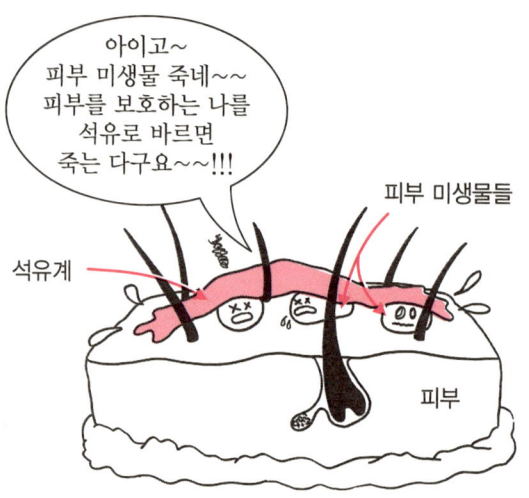

피부도 땅과 같이 미생물이 공존하고 있다. 석유계를 조금이라도 바르면 미생물은 죽는다. 피부를 보호하는 피부 미생물이 부족하면 피부 질환이 발생한다.

    많은 연구자들과 사람들은 피부에 바르는 화장품의 독성 성분이 피부에 부작용이 최소화 되고 안전성이 확보 되어 사용해도 무리가 없을 것이라고 말한다. 하지만 피부를 땅에 비유하자면 입장은 달라진다. 아주 적은 화학 비료를 뿌리면서 100% 유기농법이라 주장한다면 아무도 인정해 들려 하지 않을 것처럼 피부에 아주 적은 양이라도 석유계 화학성분을 바르면서 건강한 피부를 유지한다고는 말할 수 없을 것이다. 그것이 아무리 적은 양이나 안전하다고 말할지라도 말이다. 피부에는 피부미생물이 존재하고 있다. 이 미생물들이 피부를 돌보며 건강하게 관리하는데 일반적으로 유익균이 전체 80%를 차지하는 것으로 알려져 있다.

PART 02
피부가 흡수하는 방법

피부에 존재하면서 피부의 여러 기능을 수월하게 돕는 친구들이 있다. 바로 피부세균총(皮膚細菌叢/Cutaneous flora)에 속한 미생물들이다. 피부세균총은 태어난 순간부터 피부에 자리잡고 피부 건강 도우미 역할을 한다. 적어도 1,000가지 종류의 세균들이 사이 좋게 살아가고 있는데 그 숫자는 1,000억 개쯤 된다고 한다. 피부에 살고 있는 가장 흔한 세균은 표피 포도상구균이며 때로는 감염증을 일으키기도 하지만 병을 일으키는 세균들이 자리 잡지 못하게끔 도와주기도 한다. 피부에는 나쁜 미생물보다 착한 미생물이 더 많아 죽는 날까지 건강한 피부를 위해 충성을 다한다.

이 세균들이 가장 싫어하는 물질이 있다면 바로 석유계이다. 석유계는 토양의 미생물을 죽이는 것과 같이 피부 미생물도 죽이므로 피부에 많은 질병들이 나타나며 면역저하로 보호기능이 무너지면서 노출된다. 피부의 건강을 위해서는 피부 미생물과 공존하는 법을 배워야 하고 잘 길들여야 한다.

현재 제조되고 있는 대부분의 화장품 안에는 좋은 성분과 함께 석유계가 포함되어 있다. 이것을 정제하고 가공을 거치면서 개발 된 독성 물질도 들어 간다. 법이 정한 사용 한도가 있지만 지속적으로 발랐을 때나 몇 개의 제품을 사용했을 때 피부가 느끼는 한계치와 흡수에 대해서는 연구가 많이 부족한 것이 사실이다. 그리고 피부 미생물과의 관계성은 더더욱 미비하다.

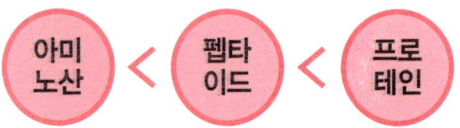

▶ 2개 이상의 연결된 아미노산을 펩타이드(Peptide)
▶ 50개 이상의 연결된 아미노산을 단백질(Protein)

펩타이드 종류
2분자 딥 펩타이드(Dip peptide) 세포활성화, 활성산소 억제 작용
3분자 코퍼 트립 펩타이드(Copper tri peptide) 염증방지, 조직보호 및 치유, 손상된 조직 치유, 노화방지
4분자 테트라 펩타이드(Tetra peptide) 세포 분열 촉진, 재건, 세포벽 강화
5분자 펜타 펩타이드(Penta peptide) 주름 개선, 엘라스틴, 콜라겐 증진, 진피 보호 역할
6분자 핵사 펩타이드(Haxa peptide) 안면근육이완, 주름, 탄력 재생, 신경전달물질, 차단, 상처 치유
7분자 옥타 펩타이드(Octa peptide) 반복적이고 빠른 엘라스틴, 콜라겐 증진, 진피 보호 역할
8분자 노나 펩타이드(Nona peptide) 혈관 이완효과, 혈관 투과성, 평활근 수축 작용, 혈액 순환 촉진

※ 분자의 크기(분자 연결 수)에 따라 단백질의 명칭이 달라진다.

화장품 원료에 사용되는 많은 유익한 성분 중에 펩타이드가 있다. 펩타이드는 분자 구조에 따라 호칭이 달라지는데 가장 작은 펩타이드 덩어리 2분자를 디펩타이드라 하고 가장 큰 펩타이드는 8분자로 노나 펩타이드라 한다. 이 펩타이드를 피부 속으로 들여 보내는 것은 특별한 기술이 필요하지만 거의 흡수되지 않는다고만 알고 있어야 한다.

특히 피부는 밖으로 나가려는 성질을 가지고 있기 때문에 빠른 물살을 거슬러 헤엄치는 것 보다 더 어려운 것이 피부의 흡수이다.

피부로 흡수되는 유일한 방법 중 하나가 있다면 피부미생물의 도움이다. 화장품 속에 들어 있는 유익한 천연 성분들이 있다. 그 성분들은 유기물로 몸에는 이로운 것들이라 피부미생물은 큰 덩어리의 펩타이드를 비롯해 여러 영양 성분들을 흡수하기 시작한다. 그리고 아주 작은 입자로 분해를 마치고 배설하는데 이것이 피부를 통과해 흡수 된다. 아무리 큰 덩어리의 입자라 하더라도 미생물은 모두 분해시킨다. 아주 큰 덩어리의 유기체가 죽어 있으면 시간이 흘러 모두 분해되어 사라지는 것을 봤을 것이다. 이 모든 해체 작업을 미생물이 한 것이다. 이와 같이 유기체로 이뤄진 화장품의 모든 영양 성분들은 피부 미생물에 의해 분해 해체 된 후 피부막을 통과해 진피에 사용되거나 온 몸으로 흘려 보낸다.

하지만 화장품의 성분 중 매우 작은 화학 성분들이나 약제, 호르몬 교란물질들은 절대로 미생물이 섭취, 분해하지 못한다. 오히려 이런 물질을 섭취하면 피부미생물은 죽고 만다. 이러한 물질들은 피부미생물의 도움 없이 흡수되어 몸으로 유입되어 피하지방이나 장기에 쌓여 문제를 일으킨다. 그리고 피부 중 가장 빠르고 쉽게 흡수되는 곳이 있는데 바로 손바닥과 발바닥이다. 이곳에는 수분저지막층(水分沮止幕層/ Rain membrane)이 없어 그대로 유입된다. 그래서 양파를 발바닥에 묻히고 시간이 흐른 뒤에 혈액을 채취해 확인하면 혈액에서 양파의 성분이 검출되는 것을 알 수 있다. 따라서 화장품을 사용할 때 손바닥이 아닌 손등에 묻혀 사용하는 것이 바람직하다.

> 피부(皮膚)는 내부를 이야기 하는 통로이며
> 위(胃)의 상태를 표현한다.
> 또한 위는 안의 피부를 의미한다.
> 장벽(障壁)을 통해 표피를 관리하며
> 장력(張力)으로 진피의 탄력을 유지한다.
> 피부의 건강은 내부 장기의
> 균형에 의해 좌우되듯, 결국
> 피부는 몸을 말하는 장기이다.

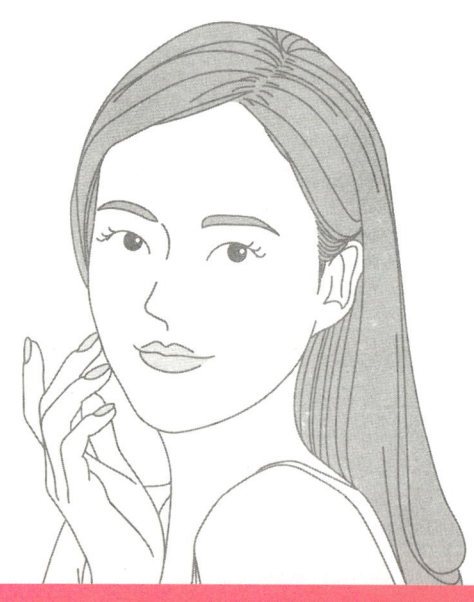

부 몸을 말하다
수
상하부
상선
신

장
장궁

03
피부와 장기

PART 03
피부 몸을 말하다

모든 생명체는 생명활동을 위한 종족번식을 우선순위에 두고 있다. 조상을 찾고 가문을 이루는 모든 것이 여기에 포함된다. 그래서 가장 좋은 종족을 번식하기 위해 우월한 짝을 찾고 유전자를 물려주려 노력한다. 여기에 사람도 함께 한다. 남녀는 가장 멋지고 가장 아름답게 보이기 위해 피부를 가꾸고 몸을 관리한다. 그래서 화장품시장과 건강식품의 시장의 미래는 밝고 전망이 좋은 미래 산업에 속한다. 수요와 소비가 많으니 당연히 많은 업체들이 과학적 기술을 동원해 최상의 제품을 개발하여 선보이려 노력한다. 많은 사람들이 피부에 상당한 관심을 갖고 돈을 투자하지만 사실 피부 못지 않게 몸 안도 함께 가꿔야 함을 소홀히 하는 경향이 짙은 것이 안타깝다. 어쩌면 겉으로 들어난 피부보다 보이지 않는 몸 속을 더 가꿔야 함에도 현재 화장품 시장이 건강식품 시장보다 무려 10배 이상이 큰 것이 사실이다.

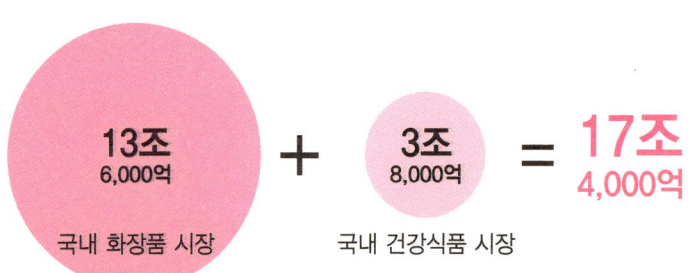

한국 화장품 시장 지난해 0.9% 성장…세계 9위
화장품 자료: 시장조시기관 유로모니터
건기식 자료: 한국건강기능식품협회

사춘기에 들어서면서부터 시작되는 화장품은 죽을때 까지 이어지며, 더 아름답고 예뻐지기 위해 때로는 고통과 아픔은 물론 목숨까지 내던지는 일들을 심심찮게 듣곤 한다. 여자는 피부에, 남자는 몸에 관심을 가지고 있다. 시각으로 들어오는 1차 관심에서 서로에게 호감도를 선사하기 위해 각별한 노력을 하고 있다 하지만 분명한 사실은 피부는 몸을 말하고 있기에 함께 관리함을 잊어서는 안되겠다.

가장 인기 있을 기능성은 무엇이라 생각하십니까?

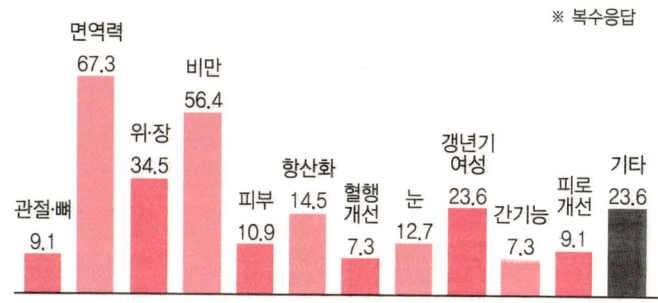

새롭게 공략하고 싶은 유통채널은?

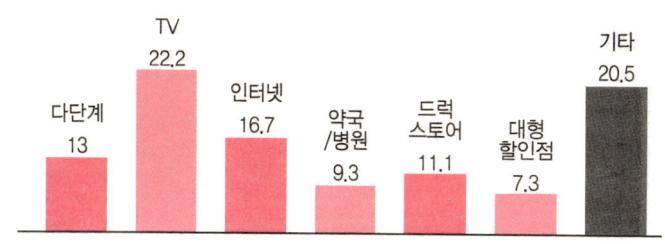

2016 국내 소비 시장 전망 발표

피부와 몸은 서로 연결되어 있다. 이 중 호르몬으로 피부를 관리하는 3총사가 있는데 바로 시상하부와 갑상선 그리고 부신이 그것이다. 이들은 피부의 체온에 밀접한 상관관계로 피부로 접하는 온열을 감지하고 외부환경으로부터 몸을 보호하기 위해 호르몬들을 분비한다.

피부를 관리하는 내분비 3총사

시상하부 視床下部 Hypothalamus
▶호르몬과 자율신경계 총책임
▶피부감각으로 1차 접촉 감지
▶갑상선 자극 호르몬(TRH) 분비
▶부신피질 자극 호르몬(CRH) 분비

갑상선 甲狀腺 Thyroid
▶티록신(Thyroxine) 호르몬 분비
▶피부 체온 항상성 유지
▶피부 혈류량 방출
▶기초대사량 증가

부신 副腎 Adrenal glands
▶노르에피네프린(Catecholamine)
▶호르몬 분비
▶피부 스트레스 보호 및 억제
▶피부 체온 항상성 유지

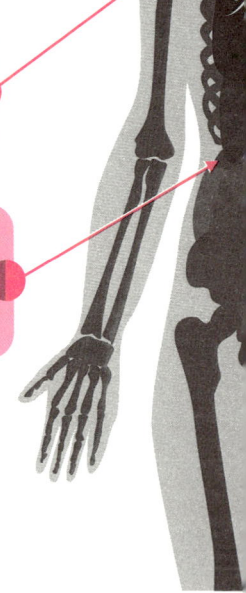

아마도 피부를 건강하게 책임지는 것이 있다면 뼈의 골수로 말할 수 있다. 세포의 제조는 물론 피부의 기초로써 단단한 버팀목이 되기 때문이다. 또한 내부 장기 중 피부와 관계성을 갖고 있는 장기는 폐, 간, 위, 대장, 신장, 자궁 등이며 이들의 장기에 문제가 발생하면 곧바로 피부로 표출된다.

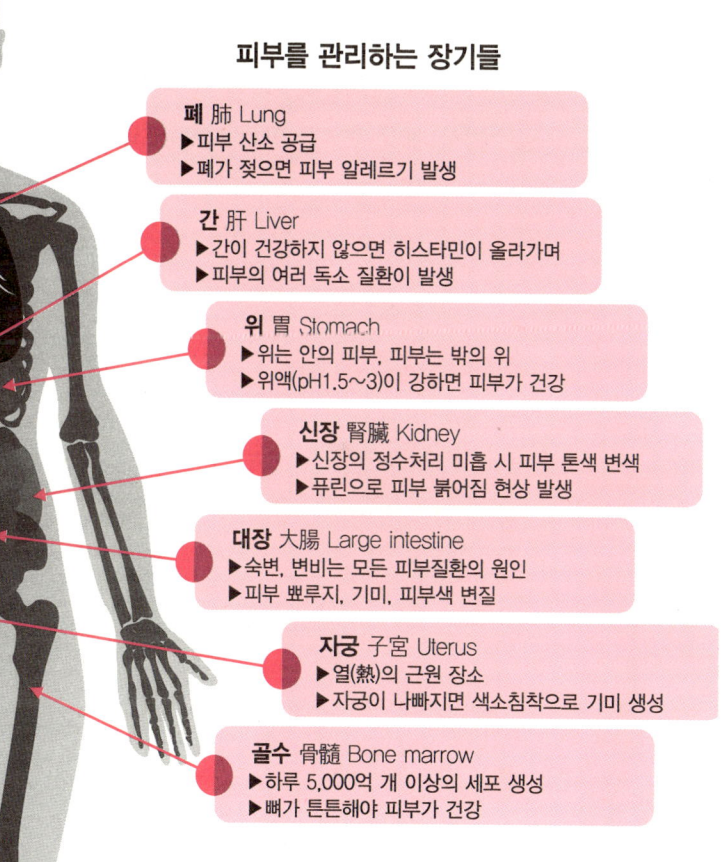

피부를 관리하는 장기들

폐 肺 Lung
▶ 피부 산소 공급
▶ 폐가 젖으면 피부 알레르기 발생

간 肝 Liver
▶ 간이 건강하지 않으면 히스타민이 올라가며
▶ 피부의 여러 독소 질환이 발생

위 胃 Stomach
▶ 위는 안의 피부, 피부는 밖의 위
▶ 위액(pH1.5~3)이 강하면 피부가 건강

신장 腎臟 Kidney
▶ 신장의 정수처리 미흡 시 피부 톤색 변색
▶ 퓨린으로 피부 붉어짐 현상 발생

대장 大腸 Large intestine
▶ 숙변, 변비는 모든 피부질환의 원인
▶ 피부 뽀루지, 기미, 피부색 변질

자궁 子宮 Uterus
▶ 열(熱)의 근원 장소
▶ 자궁이 나빠지면 색소침착으로 기미 생성

골수 骨髓 Bone marrow
▶ 하루 5,000억 개 이상의 세포 생성
▶ 뼈가 튼튼해야 피부가 건강

PART 03
골수, 세포를 생산하는 공장, 피부의 버팀목

골수(骨髓/Bone marrow)란, 말 그대로 뼈의 정수를 말한다. 인체 질량의 4%를 차지하며 50%는 지방으로 채워져 있다. 이 골수에서 생명에 중요한 혈액을 하루 1,000억 개 이상을 생산함은 물론 혈액 응고와 지혈에 중요한 혈소판은 무려 5,000억 개, 몸을 보호하고 관리하는 백혈구는 500억 개를 생산한다. 우리가 섭취하는 많은 영양소들이 피부나 장기를 위해 섭취한다고 생각할지 모르나 많은 양이 바로 골수에 사용된다. 이 영양이 골수에서 매일 충분한 양의 세포를 생산해 내야 하기 때문이다.

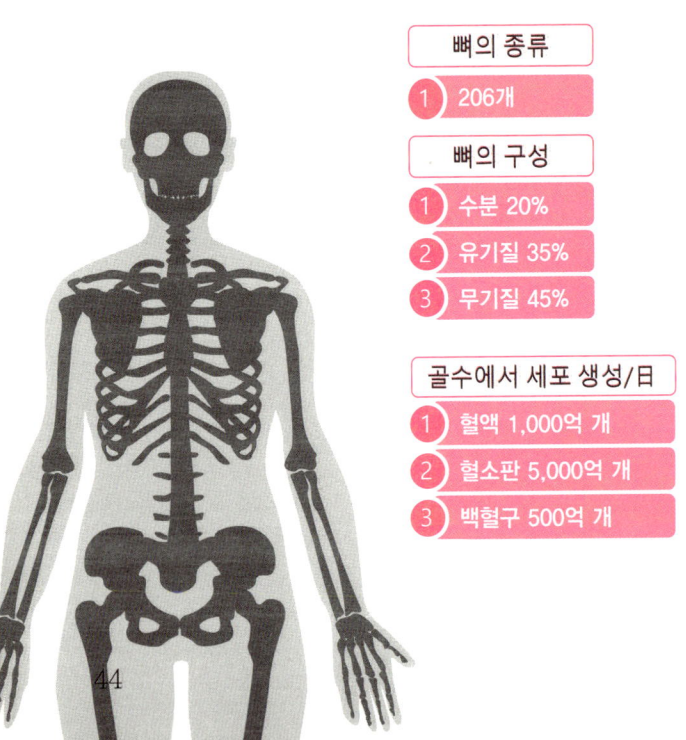

뼈의 종류
1. 206개

뼈의 구성
1. 수분 20%
2. 유기질 35%
3. 무기질 45%

골수에서 세포 생성/日
1. 혈액 1,000억 개
2. 혈소판 5,000억 개
3. 백혈구 500억 개

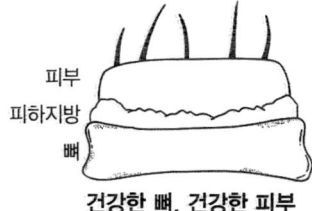

건강한 뼈, 건강한 피부

피부는 단단한 뼈를 기초 삼아 안착을 한다. 기반을 다져야만 건강한 피부로 모양을 갖출 수 있다.

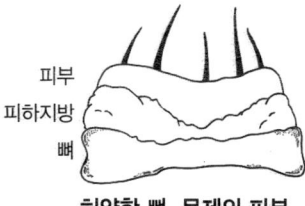

허약한 뼈, 문제의 피부

뼈가 부실하면 피하지방이 많이 형성된다. 그리고 피부가 괴사나 함몰, 윤택기가 사라진다.

근래 들어 백혈병이나 골수암들이 증가하고 있다. 소아암병동에 가보면 실제 어린 나이에 골수로 비롯 된 백혈병으로 세상과 단절 된 삶을 살면서 언제 생명이 끊어질지 모르는 두려움에 떨고 있는 많은 아이들을 목격할 수 있다. 태어나면서 성인인 20세 정도까지는 세포의 분열이 매우 왕성하게 일어 나는 시기이므로 양질의 영양을 골수에 공급해야 하고 뼈가 단단할 수 있도록 뛰어 놀아야 하지만 우리의 실정은 이것을 허락치 않는다. 경쟁에 내몰린 아이들이 어린 나이부터 스트레스와 부모의 욕심으로 채워져야 하는 현실로 이런 질병의 퍼센테이지(%)를 높이고 있다. 물론 모두가 그렇지는 않지만 대부분은 그럴 수 밖에 없는 현실임을 인정해야 한다. 그 결과가 바로 우리 눈에는 보이지 않지만 소아암병동에서 확인할 수 있는 것이다.

그 외에도 건강을 위해 검사하는 CT나 MRI 등으로 상당한 양의 방사능이 몸으로 들어 온다. 이것은 모두 골수에 악영향을 미친다. 여기에 더해서 즐겨 먹는 가공식품에는 거의 대부분 오염 물질 방지 및 보존의 이유로 방사능으로 처리한다. 이 모든 것이 우리 몸으로 들어와 골수에 영향을 끼치고 있다.

많은 사람들이 건강식품의 중요성을 잘 모르는 듯 하다. 삼시 세끼만 잘 먹으면 건강하다고 이야기를 하거나 직접 길러 섭취하면 된다는 말들, 본인은 건강 체질이므로 건강식품 따위는 필요 없다고 자부하는 사람들을 주위에서 흔하게 볼 수 있다. 이것은 매우 천진난만한 생각을 가진 위험한 행동이다. 지금 우리의 땅은 위험에 노출되어 있다. 그것을 인지하거나 지각(知覺) 해야 한다. 더 이상 땅의 소산물로는 우리의 건강을 책임질 수 없다.

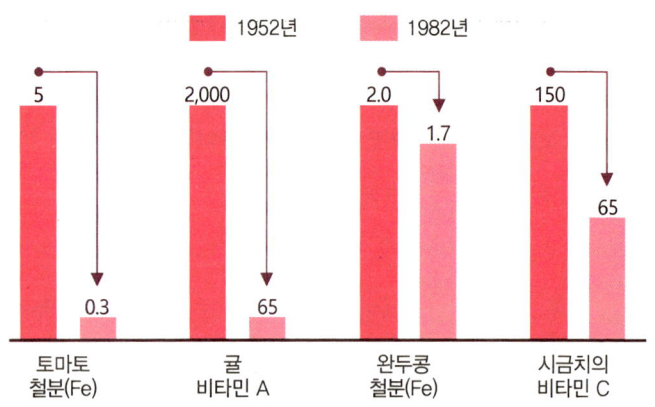

현대 식품의 영양 상태
(일본과학청 연도별 식품성분 분석조사) 단위: mg/100g

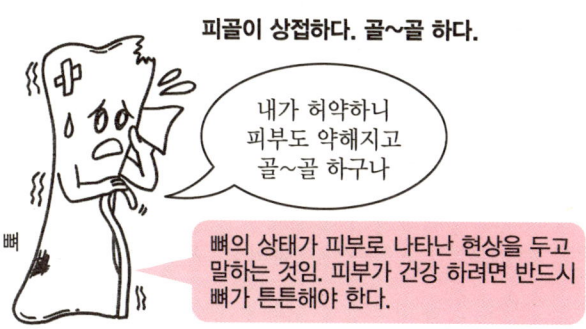

오래 전에 조사한 내용에 의하면 땅의 오염으로 식물의 영양소는 거의 바닥 수준까지 떨어졌다. 이런 식물로는 하루에 필요한 영양을 채울 수 없을 뿐더러 골수를 병들게 한다.

그래서 골수가 약하거나 문제가 있을 때, 옛 어르신들은 병이 오래되거나 몸이 약하여 시름시름 앓다의 뜻으로 '골골하다~'라는 표현을 썼으며 뼈 조직이 상하여 몸이 볼품없이 여윈 것을 보고 '피골이 상접하다'라고 말하였다.

피부는 뼈 위에서 자리잡고 있다. 뼈가 없거나 함몰되어 있으면 당연히 피부도 같이 함몰이 된다. 뼈에 뿌리를 내리고 있어야 건강한 피부가 된다. 가장 든든한 버팀목이 바로 뼈 이다. 피부가 윤택하거나 맑고 건강해 보인다면 이는 필경 뼈가 건강하다는 말과 같다. 반대로 뼈가 건강하지 못하면 아무리 좋은 화장품을 사용해도 건강한 피부를 얻지 못할 것이다. 그래서 피부의 건강을 위해서는 반드시 뼈를 먼저 건강하게 해야 한다.

PART 03

시상하부, 피부의 감각, 체온조절

아몬드 크기의 시상하부(視床下部/Hypothalamus)는 그리스어로 '휴게실'의 뜻을 가지고 있다. 후각을 제외한 모든 감각을 잠시 머무르게 했다가 1차 정리 후 대뇌피질로 보내는 장소이다. 눈으로 들어 온 수많은 정보를 받는 시신경이 평평하게 펴져 있다고 하여 시상(視床)이라는 이름이 붙여졌고, 그 아래에 위치하여 몸의 중간 관리자로써 호르몬과 자율신경계로 총책임을 담당하는 것이 시상하부이다. 시상하부가 하는 일 중 가장 큰 역할은 바로 체온조절이다. 체온은 곧 생명이기 때문에 각별한 관심 속에서 섬세하게 관찰하고 관리감독을 한다. 특히 피부로부터 체온 감지를 1순위로 하고 있다.

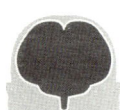

시상하부

① 앞
① 부교감신경 자극(억제, 통제)
② 체온 조절(문제 시 고열 발생)
③ 오렉신(Orexin) 호르몬 분비
④ 혈압조절, 방광 수축

② 뒤
① 교감신경 자극(자극, 촉진)
② 열, 이억 보존
③ 동공 확대
④ 몸의 떨림, 갈증과 배고픔

③ 융기부
① 그렐린(Ghrelin) 호르몬 분비
② 신경 내분비 조절
③ 수유 분비
④ 갈증, 배고픔 신호

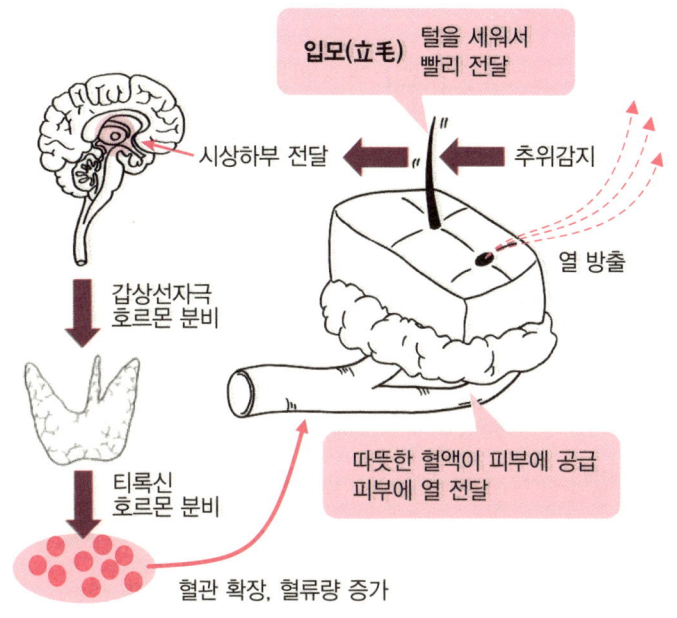

우리는 추위를 느끼거나 더위를 느낄 때 피부의 변화를 볼 수 있다. 추울 때는 모공이 닫히고 털의 형태기 입모(立毛)를 띄게 된다. 이는 피부를 긴장시켜 갑상선에서 티록신 호르몬을 분비시키려는 행동들이다. 티록신 호르몬은 혈관을 확장하여 혈류량을 증가시킨다. 그러면 따뜻한 혈액이 전신을 돌며 피하지방의 혈관까지 도달한다. 피부가 외부 추위로부터 방어하고 보호하게 된다. 반대로 더위를 느끼게 되면 모든 모공을 열어 복사열(輻射熱/Radiant heat)로 60%를 방출하게 하고, 땀샘을 열어 증발로 22%를 내보내게 하여 체온을 유지한다.

PART 03
갑상선, 피부의 대사, 체온조절

갑상선(甲狀腺/Thyroid)은 피부의 대사와 체온조절에 직접 관여하는 내분비 기관이다. 갑옷을 입은 것처럼 생겨 갑상선이란 이름이 붙여 졌으며 어학으로는 방패를 뜻하는 Thyreos(그리스어)에서 유래했다. 목의 한가운데 앞으로 튀어나온 물렁뼈 바로 아래쪽에서 기도 주위를 나비 모양으로 둘러싸고 있으며 약 5cm의 크기로 15~20g 정도의 무게를 가지고 있다. 뒤쪽으로 부갑상샘이 좌우 2개씩 모두 4개가 붙어 있다. 뇌하수체에서 갑상선자극호르몬을 받아 호르몬을 분비하는데 저장해 두었다가 필요할 때마다 혈액으로 내보내는 일을 한다. 갑상샘 호르몬은 사람에게 없어서는 안 되는 물질로 인체의 대사 과정을 촉진하여 모든 기관의 기능을 적절히 유지시키는 일을 한다.

갑상선

1 갑상선
① 티록신(Thyroxine) 호르몬 분비
 - 총대사량 증가
 - 체온 상승
 - 뇌 흥분성 강화
 - 단백질 동화 작용
 - 세포 내 이화 작용
 - 간 글리코겐 촉진
 - 지방 대사 관여
② 칼시토닌(Calcitonin) 호르몬 분비
 - 칼슘(Ca), 인(P) 대사 촉진
 - 비타민 D 합성

2 부 갑상선
① 파라토르몬(Parathormone) 호르몬 분비
 - 뼈의 칼슘 방출 체액 유지

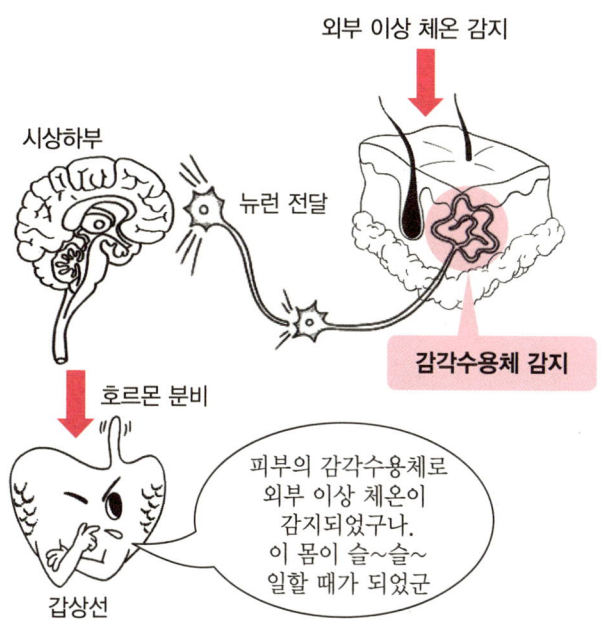

　피부에는 한냉 및 온열을 감지하는 감각수용체(感覺受用體/Receptor)라 불리는 온도 수용체가 있다. 외부로부터 이상 체온이 자극되면 피부의 신경세포인 뉴런이 먼저 감지하게 된다. 그러면 교감신경이 빨리 시상하부에 전달하여 감지의 강도를 측정 후 뇌하수체에 명령하고 명령을 하달 받은 뇌하수체는 곧 갑상선으로 하여금 활동대사 호르몬인 티록신 호르몬을 분비한다. 이 티록신 호르몬이 피부의 대사를 높이기 위해 몸 안의 에너지인 기초대사량를 올리며 이를 통해 체온 조절을 한다. 평균적으로 따뜻함을 느끼는 온열수용체보다 차가움을 느끼는 한냉수용체가 10배 이상 많다.

부신, 교감신경 자극, 미토콘드리아 촉진

불필수 아미노산인 티로신(Tyrosine)에 의해 만들어지는 신경전달물질은 도파민(Dopamine)과 에피네프린(Epinephrine) 및 노르에피네프린(Norepinephrine)이 있다. 이들을 모두 카테콜아민(Catecholamine)이라 불린다. 이 중 노르에피네프린은 뇌의 신경세포에서 분비되어 혈류량을 증가시켜 저혈압, 우울증을 방지하는 역할은 물론 스트레스의 경우 부신(副腎/Adrenal glands)에서 분비되어 스트레스 억제에 관여 하기도 한다. 부신은 4.5g의 무게와 50㎜ 길이, 신장 위에 삼각형의 모양으로 각각 한 개씩 자리잡고 있는 내분비선으로서 밖의 피질과 속의 수질로 나뉘어져 있다.

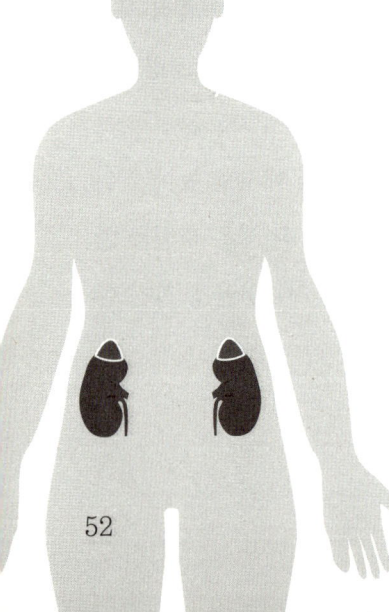

부신

1 부신 피질
① 코티솔 호르몬 분비
  - 간에 포도당 저장
  - 면역 반응 조절
  - 스트레스 반응 조절
② 알도스테론 호르몬 분비
  - 나트륨과 칼륨대사 관여
③ 테스토스테론 남성 호르몬 관여
④ 소염 작용

2 부신 수질
① 노르아드레날린 호르몬 분비
  - 피부 체온 감지
  - 교감신경 조절
② 아드레날린 호르몬 분비
  - 간에서 포도당 합성
  - 근육 에너지 공급
③ 카테콜아민 호르몬 분비
  - 몸에 흥분성 노출

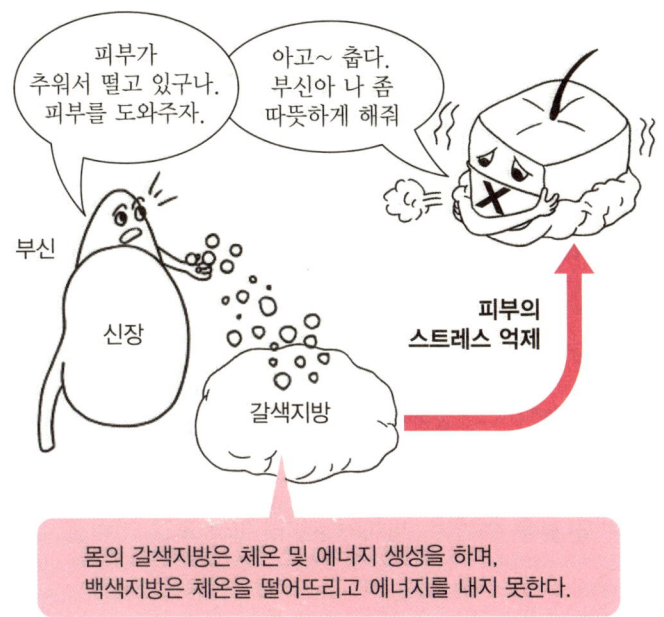

피부의 스트레스 억제

몸의 갈색지방은 체온 및 에너지 생성을 하며, 백색지방은 체온을 떨어뜨리고 에너지를 내지 못한다.

　피부가 차가운 체온을 감지하고 추위를 느끼게 되면 교감신경의 자극을 받아 노르에피네프린을 분비하게 한다. 그러면 착한지방이라 일컫는 갈색지방의 미토콘드리아에서 몸의 떨림이나 전율 없이도 열을 발생 된다. 갈색지방에는 노르에피네프린을 분비하는 교감신경이 많이 분포하기 때문이다. 대부분은 에너지로 열에너지를 만들지만 이 경우에는 에너지를 사용하지 않고 신경전달물질로만 체온을 상승시킨다. 하지만 스트레스성으로 긴장되어 체온이 저하되면 부신 수질에서 노르에피네프린이 호르몬으로 변화되어 분비됨으로서 에너지를 사용시켜 체온 상승을 일으킨다.

폐, 건조하면 피부질환 늘어

요즘 미세먼지로 관심의 대상이 된 폐(肺/Lung)는 호흡을 통해 들이마신 공기의 산소로 에너지를 만들고 아산화탄소, 물로 완전히 산화시켜 배출시키는 일을 한다. 약 500g의 무게를 가지고 있지만 근육이 없기 때문에 수축하지 못한다. 그래서 폐가 한 번 망가지면 바람 빠지는 풍선처럼 되어 재생하기가 불가능하다. 폐 안에는 포도송이처럼 달린 약 3억 개의 폐포(肺胞/Lung sac)가 있는데 전체를 펴면 테니스 코트의 절반을 덮을 수 있는 넓이가 된다. 이 폐포로 거미줄 같이 형성 된 모세혈관으로 심장으로부터 끊임 없이 혈액을 공급 받으며 이곳으로 적혈구가 지나가면서 싣고 온 탄산가스를 건네주고 다시 새로운 산소를 받아 나가는데, 마치 가스 판매점에서 가스를 새것으로 바꾸어 가는 것과 같다.

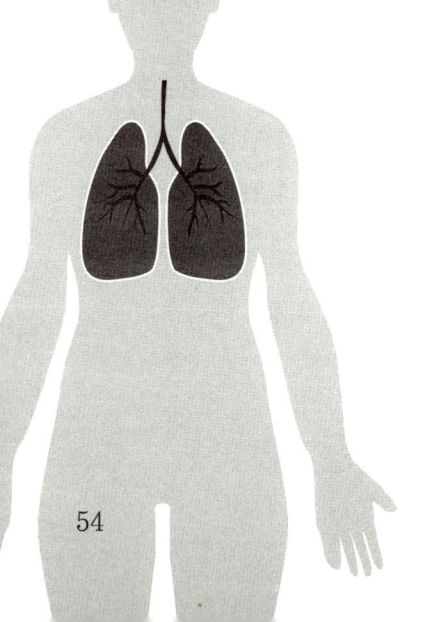

폐

① 폐의 기능
① 500g 무게
② 3억 개의 폐포
③ 산소 흡입 이산화탄소 배출
④ 전신 산소 공급

② 피부와 폐
① 젖은 폐
 - 전자담배(궐련형 포함)
 - 몸의 독소 대량 발생
 - 아토피, 알레르기 발생
② 마른 폐
 - 건초 일반 담배
 - 피부 건조 현상 발생
 - 피부 부스럼 원인

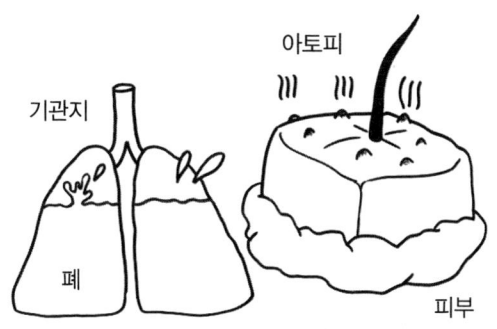

폐가 습하면 산소로 연소가 안되 많은 독소가 발생한다.
그러면 아토피 증세가 발현되거나 심화된다.

폐는 상반신을 전체 덮을 만큼의 부피를 가지고 있으며 이 안에는 일정양의 점액질인 수분으로 가득 차 있다. 우리가 마시는 공기는 기체에 속하며 대기의 수분을 포함하고 있어 습도가 높을 때는 숨쉬기가 곤란한 상황이 발생하기도 한다. 실제 습도가 높은 곳에서는 폐질환도 상승하게 된다. 필요 이상의 수분이 폐를 적시면 오히려 문제가 발생한다. 이런 경우 아토피 질환이 빈번하게 일어난다. 아토피는 몸의 수분이 원활하게 대사하지 못할 때 더 심하게 일어난다. 예를 들어 장마철인 우기 때 습도가 높아 관리를 잘 못하면 집안 구석에 곰팡이가 생기게 된다. 그래서 이 때는 집안의 습기를 없애기 위해 온도를 올리는데, 그러면 습기가 사라지고 상쾌함을 느낄 수 있다. 마찬가지로 몸 안이 습기로 가득 차면 몸에 곰팡이와 같은 아토피가 발생한다. 이런 경우 한의원에 가면 "몸이 젖어 있습니다."라거나 "몸이 습합니다."라는 진단을 듣게 된다. 이 모든 말들이 바로 몸의 수분 정체로 비롯된 현상들이다.

위, 위(胃)는 안의 피부, 피부(皮膚)는 밖의 위

위(胃/Stomach)는 피부로 표현된다. 위의 건강 상태가 피부로 표출되기 때문에 눈으로 직접 확인할 수 있는 가장 확실한 방법에 속한다. 위는 평소 공복 시 약 20~50㎖의 강한 염산을 가진 위액으로 도포되어 있다. 그러나 식사 때마다 질긴 단백질을 소화하기 위해 약 500~700㎖를 분비하므로 위의 건강 상태를 확인하기 위해 이 강산(pH 1.5~3 정도)이 충분히 분비되는지, 위에 존재하는지로 확인할 수 있다. 강하고 외부 환경으로부터 잘 적응한다면 이는 필경 위가 건강하다는 반증으로 해석된다. 반대로 피부의 윤기가 없거나 자주 트러블이 생긴다면 이는 위가 병적 상태에 놓였거나 소화기능이 현저히 떨어졌음을 암시하는 말과 같다.

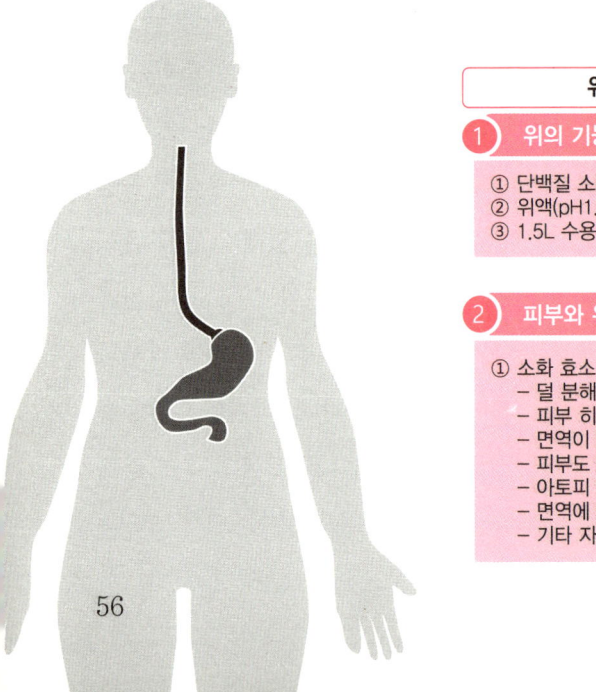

위

① **위의 기능**
① 단백질 소화 장소
② 위액(pH1.5~3) 분비(~700ml)
③ 1.5L 수용 가능

② **피부와 위**
① 소화 효소 부족 시
 - 덜 분해 된 펩타이드 피부 확산
 - 피부 히스타민 증가
 - 면역이 물질 공격
 - 피부도 함께 공격 받음
 - 아토피 발생
 - 면역에 민감한 알레르기 발생
 - 기타 자가면역 피부질환 발생

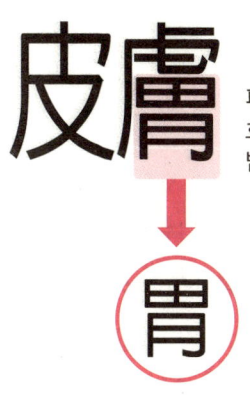

피부의 부 '膚'는
호랑이 무늬인 '虍'와
밥통의 '胃'로 표현된다.

위는 밭 '田'으로 표기 되는바,
밭에서 나오는 소산물로
음식을 먹으면 피부가 건강해 진다.

　위는 한자로 밥통 '胃'로 표기한다. 밭을 표현하거나 위의 모양으로 '田'을 사용하는데 이는 밭의 소산물로 위에 채우라는 뜻을 가졌고, 피부는 가죽의 '皮'와 살갖의 '膚'로 설명되는 바, 여기서 부는 다시 호랑이 무늬인 '虍'와 다시 위를 표현 한 '胃'가 결합 된 글자임을 확인할 수 있다. 한자를 전체 뜻 풀이로 한다면 피부는 결국 밖에 있는 위로, 위는 안에 있는 피부로 설명됨을 알 수 있다. 위가 민감하게 반응하거나 위장 질환을 가졌으면 이와 마찬가지로 피부에 같은 현상을 반영한다. 매운 음식을 먹어 속 쓰림이 있으면 피부도 따갑고 예민해 지며 위하수로 위장이 늘어지면 얼굴의 피부도 같이 늘어져 입가 주름이 생기는 것을 볼 수 있다. 그래서 피부 건강을 위해서는 위장 건강을 먼저 관리해야 한다.

PART 03
간, 시작은 간, 끝은 피부

간(肝/Liver)은 몸을 관리하는 아버지의 역할을 한다. 몸을 관리하기 때문에 관리가 소홀해지면 곧바로 피부에 반응이 나타나게 된다. 대략 2천5백억 개의 간소엽 세포가 있어 1,000여 가지의 효소 분비로 500여 가지의 몸을 관리하는 일을 하며 몸으로 유입되거나 발생한 독들의 70% 이상을 해독하기도 한다. 그리고 섭취한 영양소를 저장해 뒀다가 필요 시 꺼내 사용토록 하기도 하고 알레르기 반응을 결정적으로 관여 해 몸을 최상의 컨디션 조건으로 만드는데 큰 공로를 한다. 이렇게 중요한 간이 결국 80% 이상 고장 나야 비로서 피부로 신호를 보내게 되니 피부의 반응에 따라 간의 상태를 미리 점검할 수 있어야 한다. 그 첫 번째가 피부색의 변화이다.

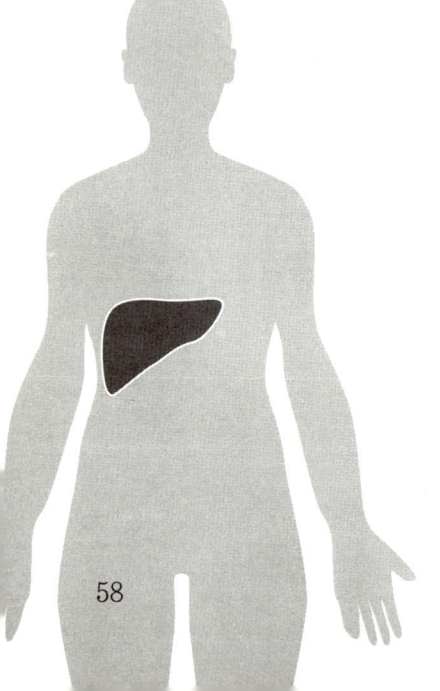

간

① 간의 기능
① 1,000여 가지 효소 분비
② 500여 가지의 일
③ 몸의 70% 이상 해독, 가장 큰 해독 기관

② 피부와 간
① 간 기능이 떨어질 때
 - 검은 피부색으로 변질
 - 독이 피부에 침착
 - 기미, 색소 침착
 - 아토피, 알레르기 심화
 - 피부 면역 저하
② 90% 이상 문제가 발생할 시
 - 복수, 황달, 흑달 발생

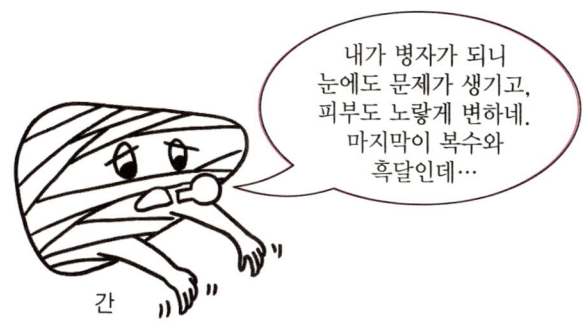

    간은 신진대사의 아버지 역할을 한다고 말하였듯이 몸의 전반적인 신진대사는 모두 간이 관여하고 있다. 여기에는 피부도 포함된다. 그런데 어떤 이유로 대사의 기능을 상실하면 간은 더 이상 일을 포기하게 되면서 피부로 나타나는데, 그 중 하나가 황달(黃疸/Jaundice)이나 흑달(黑疸)이다. 인체의 약 25조개가 넘는 적혈구가 3개월의 업무를 마치고 수명이 다해지면 붉은색을 내는 헤모글로빈에서 빌리루빈이(담즙 구성성분 중 하나) 떨어져 나와 간으로 이동한 후 배설된다. 맨 마지막으로 지방을 분해하는 용도로 사용되어지고 배변 시 누런 황금색 변의 색깔이 바로 빌리루빈이다. 그러나 간의 이상으로 정상적 배출이 되지 못하면 빌리루빈이 조직으로 스며들게 되고 결국 피부나 눈동자로 나타나게 되는 현상이 바로 황달이다. 황달이 왔다면 이는 간이 90% 이상 문제가 있다는 증거이고 이어서 흑달까지 왔다면 생명선은 미미하다고 볼 수 있다. 피부의 색이 맑지 못하거나 죽은 검은색이나 탁한 황색을 띈다면 간 건강에 적신호가 켜졌음을 암시하므로 이 때는 빨리 진단을 받고 치료를 받아야 한다.

간은 영양소의 저장 기능도 있다. 다양한 영양소 중 철분(Fe)이 간의 문제로 철의 대사에 지장을 초래하면 철분의 과축적으로 피부의 멜라닌을 자극해 피부를 흑갈색으로 만들거나 기미나 주근깨를 올라오게 하여 리포푸신(Lipofuscin)이라는 갈색색소로 심장이나 간, 신장에 색소가 침착하기도 한다. 또한 한방에서는 기미를 간반(肝斑)이라 하여 얼굴의 이마나 눈언저리, 볼에 잘 생기는 갈색 또는 흑갈색의 얼룩 증상을 말한다. 이는 간이 제 기능을 하지 못해 신진대사 저하로 피부의 색소 세포가 증가하여 얼굴이 까매지거나 기미가 올라와 스트레스를 준다. 이런 경우 비타민 C의 식품을 섭취하여 간대사가 원활히 진행될 수 있도록 해야 하고 많은 수분을 보충하여 피부의 멜라닌을 진정시키도록 해야 한다.

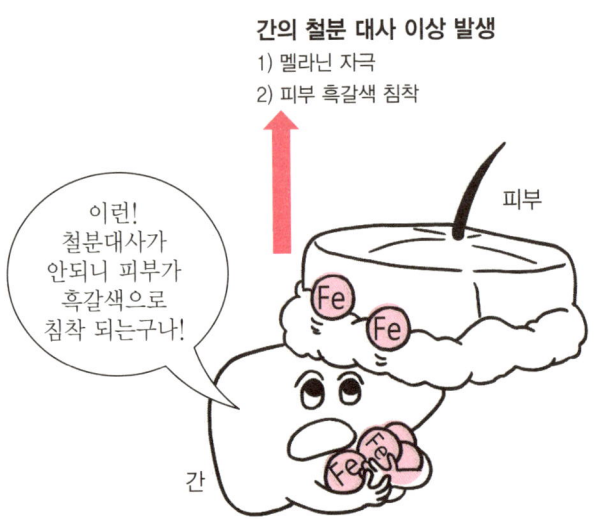

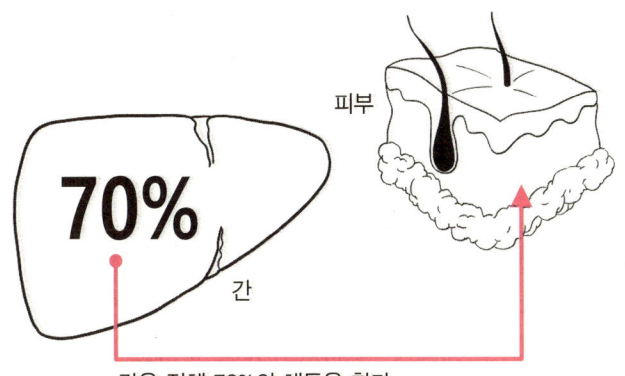

간은 전체 70%의 해독을 한다.
만약 해독 능력이 떨어지면 해독되지 못한
독들이 피부로 몰리면서 피부는
심한 발진과 질환이 생긴다.

독은 피부에 가장 치명적이다. 피부는 스스로 해독하는 기능이 없기 때문에 몸 안에서 독을 제대로 배설되지 못하면 가장 넓은 면적을 차지하는 피부가 가장 큰 부담을 떠안게 된다. 피부는 밖으로 밀려 나가는 성질을 가지고 있다. 그래서 몸 안의 독소가 피부를 통해 밖으로 나가려고 피부로 독을 밀어 넣는다. 이는 이미 몸 안에서 해독 할 수 있는 표준 기준을 넘어섰음을 암시하는 것으로서 간, 신장, 대장의 기능이 정상적이지 않음을 말한다. 그러면 피부에서 많은 독을 내뿜으면서 여러 피부 질환이 발생하게 된다. 뾰루지나 발진, 트러블 등이 대표적 사례에 속한다. 그래서 항상 피부에 영향을 미치지 못하도록 평소에 내부 해독 기관들의 정상적 해독을 돕기 위해 건강식품을 꾸준히 섭취할 필요가 있다. 그 중 비타민 종류와 미네랄은 매일 섭취 하도록 신경 써야 한다. 결국 시간이 지나 피부가 그 답례로 미소 짓는 것을 확인 할 수 있을 것이다.

PART 03

대장, 숙변, 변비는 피부의 적

　대장(大腸/Large intestine)은 집으로 표현하자면 하수구에 해당된다. 배설되는 마지막 출구다. 맹장을 지나면서 항문까지 약 1.5m의 긴 관으로 준비 된 대장은 입으로 들어 온 모든 음식물이 최종 분해되고 처리되는 곳으로 변의 상태에 따라 피부에 어떤 영향을 미칠지 확인할 수 있다. 피부가 칙칙하거나 자주 뾰루지가 발생한다면 먼저 대장에 남아 있는 변을 처리하는 것이 순서이다. 대장을 깨끗이 청소하지 않고 피부만 괴롭히면 오히려 피부의 반격으로 심한 통증과 괴로움만 선사할 것이다. 러시아 세균학자 메치니코프도 질병의 근원이 대장의 독소에 의해 발병한다고 일찍이 주장하고 있다.

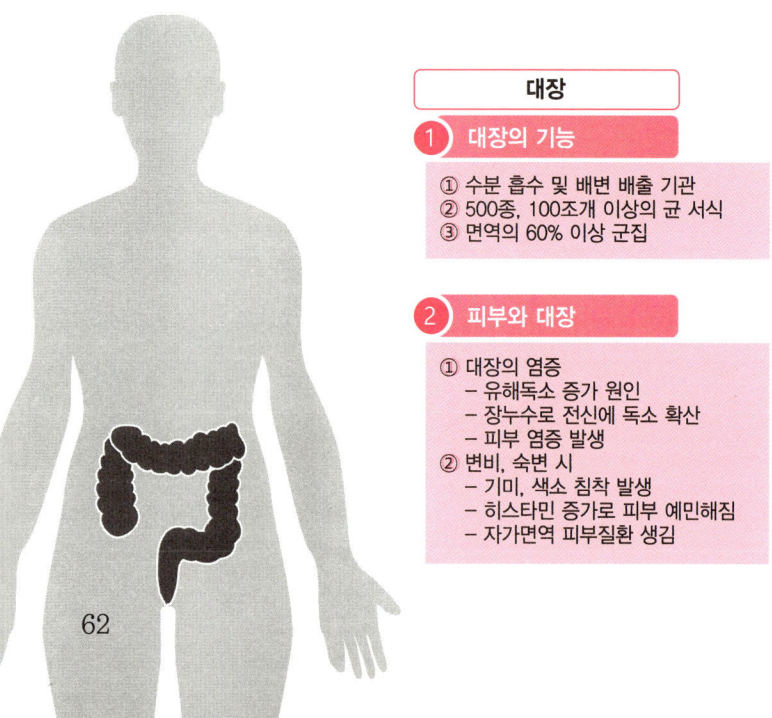

대장

① **대장의 기능**
　① 수분 흡수 및 배변 배출 기관
　② 500종, 100조개 이상의 균 서식
　③ 면역의 60% 이상 군집

② **피부와 대장**
　① 대장의 염증
　　- 유해독소 증가 원인
　　- 장누수로 전신에 독소 확산
　　- 피부 염증 발생
　② 변비, 숙변 시
　　- 기미, 색소 침착 발생
　　- 히스타민 증가로 피부 예민해짐
　　- 자가면역 피부질환 생김

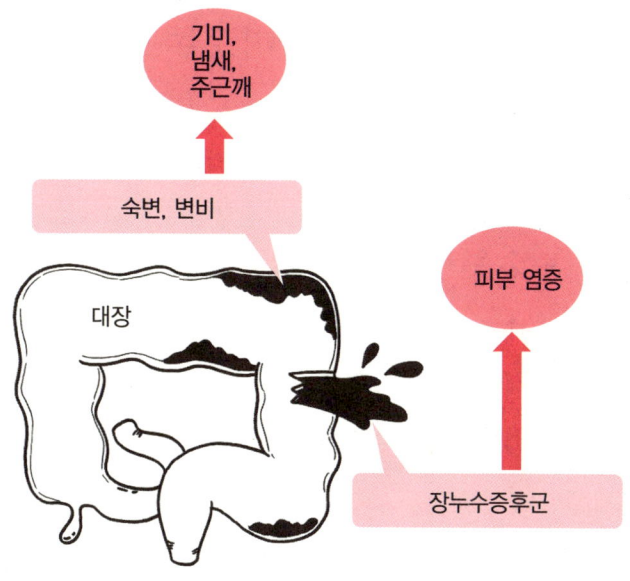

평소 섬유질이 많은 음식물을 섭취하면 대장에서 일어 날 많은 문제는 없을 것이고 웬만한 피부문제도 해결될 수 있다. 피부색이나 여러 피부 질환이 말끔히 사라질 수 있고 몸에서의 불쾌한 냄새도 향기로운 냄새로 바뀔 수 있다. 피부를 위한 대장의 청소는 해독이 가장 좋다. 해독을 하면 가장 먼저 좋아지는 장기가 바로 대장이기 때문이다. 배변으로 많은 독소를 내보내며 심지어는 몸에 축적 된 많은 중금속은 물론 대장에 있는 염증들을 제거한다. 그리고 문제가 되고 있는 장누수증후군(腸漏水症候群/Leaky Gut Syndrome)의 복구로, 대장 표면에서 대장을 보호하는 매끈한 점성 물질인 점막방벽(粘膜防壁/Mucosal barrier)이 많이 분비 되 대장을 보호한다.

PART 03

신장, 교감신경 자극, 미토콘드리아 촉진

　강낭콩 모양처럼 생겨서 콩팥이라고 불리는 신장(腎臟/Kidney)은 간과 함께 제1 해독 기관으로서 몸 안의 수분대사 조절을 하는 중요한 장기에 속한다. 인체는 약 70% 정도의 수분을 보유하고 있으며 이 수분으로 세포의 대사는 물론 전체 흐름을 관장한다. 자동차에 비유하자면 바로 라디에이터(Radiator)에 속한다. 엔진에서의 뜨거운 열을 식혀 자동차 운행에 어려움이 없게 하는 중요한 역할을 하듯 신장도 심장에서 발생한 뜨거운 열을 조절하여 식히며 인체의 생명 활동에 어려움이 없도록 관리한다. 우리 몸에서 수분이 가장 많은 것처럼 신장 역시 가장 많은 일을 담당하여 처리하는데, 수분이 부족하거나 여러 요인으로 몸 안의 수분을 빨리 써 버리면 그만큼 신장은 큰 부담으로 작용한다. 그 결과는 피부로 고스란히 표출된다.

신장

① 신장의 기능
① 몸의 2대 해독 기관
② 수분대사 총책임
③ 나트륨과 칼륨대사 관여
④ 혈압, 전해질 농도 관여

② 피부와 신장
① 신장 기능이 떨어질 때
　– 피부에 수분 공급 차질
　– 피부 나트륨 균형 깨짐
　– 피분 전반에 퓨린 확산
　– 피부가 따갑고 통증 유발
　– 흑갈색으로 변색
　– 피부 열(熱) 발생
　– 기미, 색소 침착

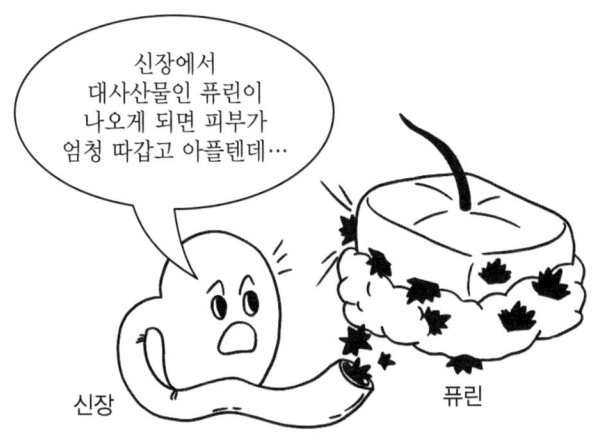

몸 안에서는 매일 약 5,000억 개 이상의 세포를 파괴하고 재생하기를 반복하면서 퓨린(Purine)이라는 부산물이 만들어 진다. 신장은 퓨린이 독성을 띄기 때문에 빨리 요산으로 변화시켜 소변으로 배출 시키려 한다. 하지만 퓨린을 미쳐 내보지 못하면 결국 통풍이라는 질병에 걸려 몸을 상당한 통증으로 고통을 안기며 특히 퓨린의 결성체가 피부를 자극하여 붉어지는 현상이 발생한다. 그리고 신장은 성(性)을 주관하는 장기로써 자궁이 약해지면 덩달아 신장도 나빠지며 신장이 나빠지면 곧 이어서 자궁도 약해지기 쉽다. 그래서 신장과 자궁의 문제로 기미가 생기거나 피부가 흑갈색으로 변색되는 것을 볼 수 있다. 따라서 신장의 문제가 있다면 자궁도 함께 돌봐야 하고 자궁이 약하면 신장도 함께 강화시켜야 빨리 호전될 수 있다.

자궁, 열(熱)의 근원 장소, 기미의 원인

자궁(子宮/Uterus)은 말 그대로 생명이 들어 있는 곳을 말한다. 생명의 탄생부터 여성 삶의 가장 중요한 곳이기도 한다. 자궁은 인체의 정 중앙에 위치해 있으며 외부와 내부의 비밀 통로로서 이 곳에 문제가 발생하면 몸은 빠르게 병들어 간다. 자궁은 여성의 체온과 밀접하게 연결되어 있다. 항상 자궁을 따뜻하게 관리해야 하며 자궁이 따뜻하면 무병장수할 수 있으나 자궁이 차가워지면 대부분의 산부인과 질병이 나타나기도 한다. 여성들에게서 빈번히 나타나는 많은 질병의 대부분은 자궁에서부터 출발하며 암의 상위권에도 항상 순위를 놓치지 않고 괴롭힌다. 자궁이 건강하지 않으면 곧바로 피부로 그 결과가 나타나는데 대표적 피부질환으로는 기미가 여기에 해당 된다.

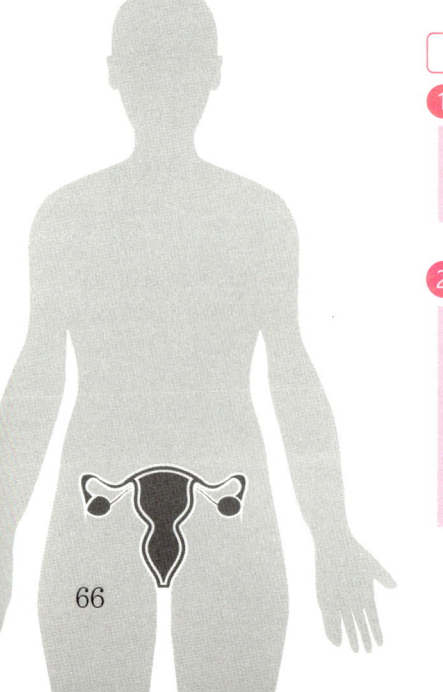

자궁

1) 자궁의 기능

① 열(熱)의 근원 장소
② 몸 안 독소 분비물 배출 장소
③ 제2의 호흡 기관

2) 피부와 자궁

① 자궁 기능이 떨어질 때
  - 피부 검은색으로 변질
  - 뾰루지, 기미 발생
  - 검버섯, 주근깨 심화
  - 얼굴 입가 주름 늘어짐
  - 피부의 체온 감지가 예민해짐
② 자궁 질환이 생길 때
  - 각종 피부 트러블 발생

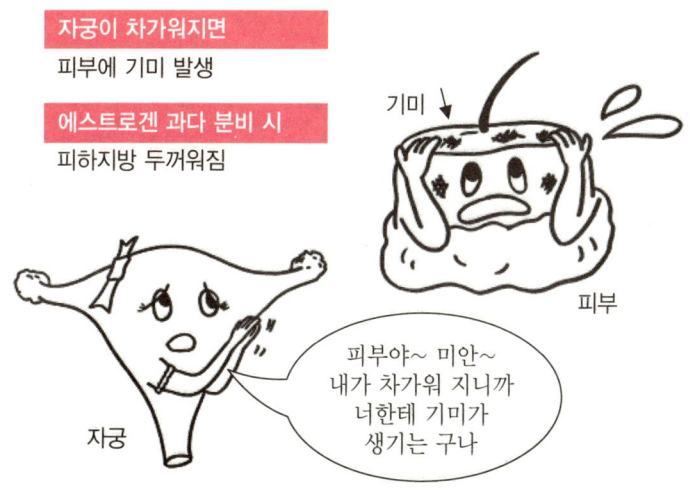

여성의 자궁이 체온과 밀접한 연관성이 있다면 이는 피부에도 영향을 끼치게 된다. 피부 표피층의 맨 밑 기저층에는 멜라닌을 분비하는 색소가 있다. 이곳은 표피와 진피의 구분선으로서 자외선을 흡수하고 체내외의 체온 조절을 해 주는 중요한 기능을 한다. 외부의 온도를 감지하여 조절해 줄 뿐만 아니라 몸 안의 체온이 피부에 영향을 조절하여 보호하는 역할을 한다. 그런데 스트레스나 몸 안의 열이 지속적으로 멜라닌 세포를 자극하면 세포가 분화하여 밖으로 밀려 나오면서 기미나 주근깨, 검버섯 등의 색소 침착이 발생하는데, 자궁에 문제가 발생하면 같은 현상이 발생한다. 특히 여성호르몬 에스트로겐 호르몬이 비정상적으로 과잉 분비 되면 기미가 심하게 일어나는데 기미의 원인을 자궁의 원인에서 찾을 수 있다.

> 독이 창궐(猖獗)한 시대
> 화장품의 종류가 다양해지면서
> 더 기능적이고 덜 해로운 성분을 넣어
> 까다로운 소비자에 더 가까이 다가가고자
> 노력을 하지만,
> 중요한 것은 소비자 역시
> 본인의 눈으로 직접 성분을 확인하는
> 지혜로운 자세가 필요 되는 시점이다.

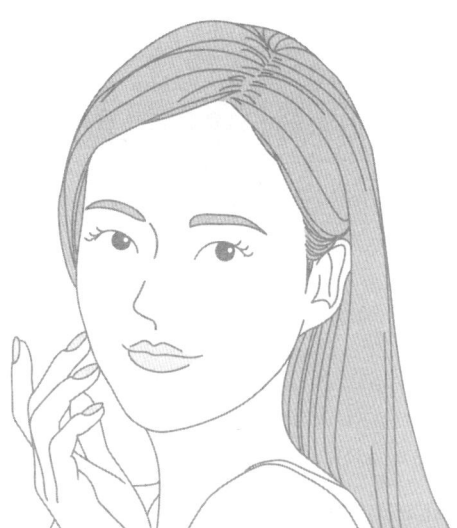

과 인체
이 창궐(猖獗)한 시대
의 흡수 5가지
부로 유입되는 독의 경로
독 작용이 없는 피부
의 75%는 화장품, 욕실용품
피독 알아보기
부 통과와 흡수의 과학 용어
피독의 종류들

04 경피독

PART 04

영원한 전쟁, 독과 인체

　독성 물질에 관한 인식 조사에서 과거와 달리 많은 사람들이 몸이 아픈 건 바로 독 때문이라고 생각을 하고 있다. 그만큼 독에 대한 인식과 두려움이 만연해 있음을 알 수 있는 대목이다. 하지만 이렇다 할 방법이 없는 것 또한 현실이다. 사실 독으로부터 안전지대는 없다. 독이 하늘과 지면에 만연하기 때문이다. 파란 하늘을 바라보기란 여간 어려운 일이 되었으며 땅에도 독이 가득하여 식물들이 고통 받고 있고 우리는 매일 이 독들을 음식과 함께 몸으로 넣고 있다. 이런 상황에서 과연 건강을 장담 할 수 있을까? 독을 절대로 피할 수 없다. 안전지대는 없으며 매일 우리 몸으로 들어오는 독들이 우리의 몸을 갉아 녹슬게 함으로 안전을 위해 독을 빨리 배출하는 현명한 지혜가 필요 한 시점이다. 앞으로 더 많은 독들이 만들어질 것이다. 그리고 우리 몸으로 더 많이 유입될 것이며 이로 인해 많은 사람들이 독으로 고통스러워하고 아픔을 부르짖을 것이다.

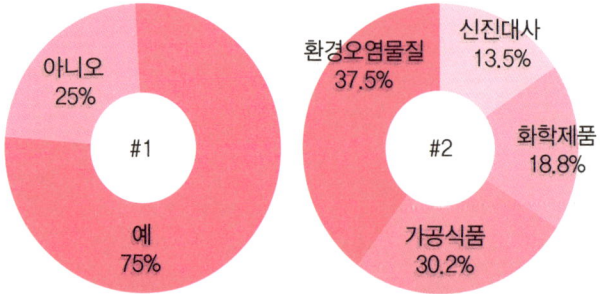

독성 물질에 관한 인식 조사
#1. 몸이 아픈 건 독성물질 때문이라고 생각합니까?
#2. 독성물질은 어디에서 들어온다고 생각합니까?

PART 04

독이 창궐(猖獗)한 시대

90% 이상은 석유계 화학물질

우리가 사용하는 90% 이상이 석유화학제품들이며 이들 모두가 독에 해당된다. 주위를 둘러보라. 과연 이런 것들로부터 벗어 난 삶이 가능할까? 삶을 윤택하기 위한 것들이지만 여기에는 건강이라는 대가를 지불해야 한다. 매일 250여 종의 독이 만들어진다고 하니 특히 새로 갓 생산 된 제품들은 더더욱 많은 독을 방출할 것이다. 이것을 가까이하여 더욱 많은 독이 몸 속으로 유입됨은 불 보듯 뻔하고, 그렇다고 피할 방법도 없다. 그래서 우리는 어쩔 수 없이 전쟁을 해야 하며 이 전쟁은 죽는 날까지 계속될 것으로 보인다.

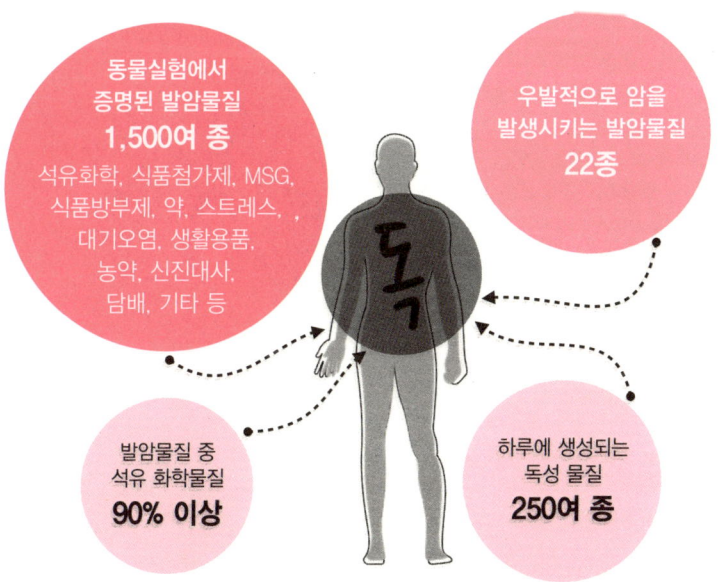

PART 04

독의 흡수 5가지

가장 위험한 것은 피부로 흡수되는 경피독

독의 유입은 우리 몸을 여러 경로로 침투한다. 이 중 크게 5종류로 나눠지는데, 얇은 점막 세포인 눈으로의 점막흡수가 있으며 요즘 미세먼지로 문제시 되고 있는 경비흡수, 음식을 통해 유입되는 경구흡수, 가장 문제시 되는 경피흡수와 마지막으로 에이즈와 같은 성교를 통해 유입되는 성교흡수가 있다. 대부분은 몸 안의 해독 작용이나 면역으로 90%는 배출되지만 피부로 유입되는 독은 피부 자체의 해독 능력이 없어 거의 대부분은 배출되지 않고 장기, 지방, 근육에 축적된다. 그러면서 몸 안의 모든 대사를 어렵게 만든다.

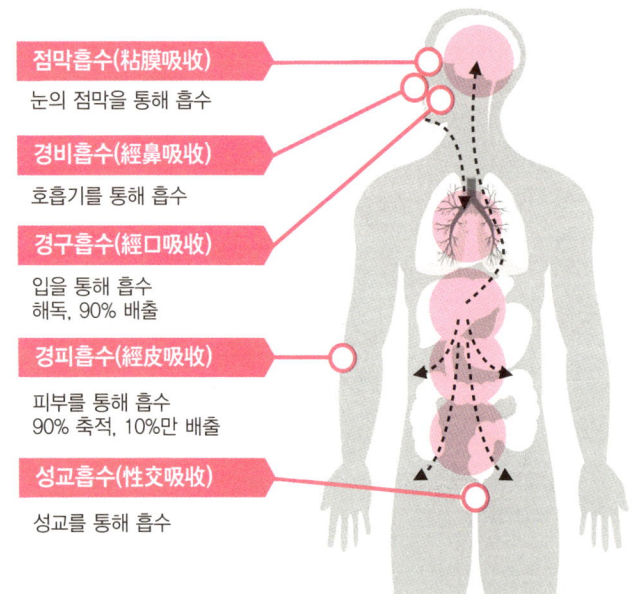

PART 04
피부로 유입되는 독의 경로
쌓이는 것은 90%, 배출은 단 10%

경피로 매우 다양한 경로로 독이 흡수된다. 이 중 샴푸나 린스의 사용 시 서서 따뜻한 샤워로 하기 때문에 상체를 타고 흘러 내리면서 항문, 생식기로 100% 흡수된다. 가장 위험하다.

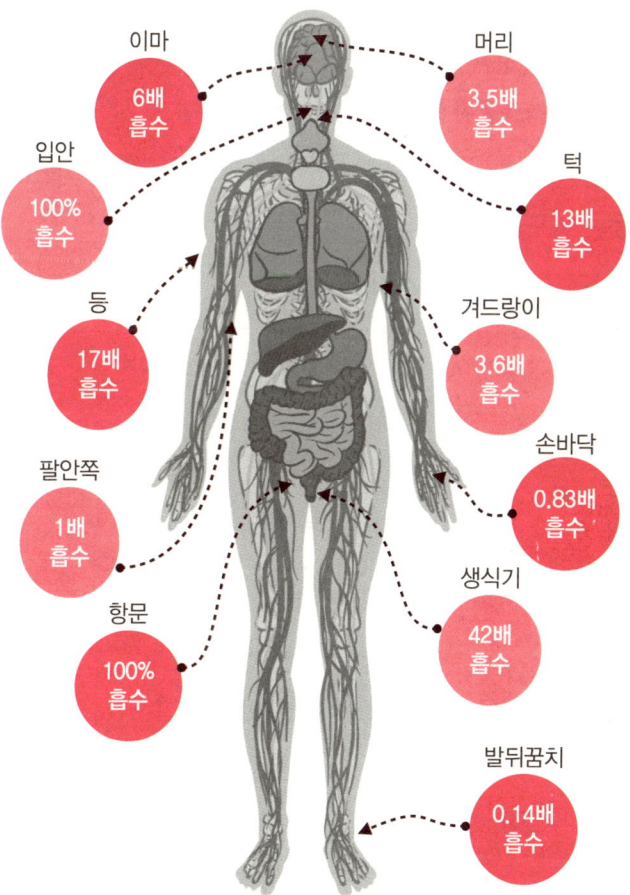

- 이마: 6배 흡수
- 머리: 3.5배 흡수
- 입안: 100% 흡수
- 턱: 13배 흡수
- 등: 17배 흡수
- 겨드랑이: 3.6배 흡수
- 팔안쪽: 1배 흡수
- 손바닥: 0.83배 흡수
- 항문: 100% 흡수
- 생식기: 42배 흡수
- 발뒤꿈치: 0.14배 흡수

PART 04
해독 작용이 없는 피부
피부는 유독 해독 능력만 빠져 있다.

피부 진정을 위해 사용되는 약은 크게 스테로이드와 설파민으로 나뉜다. 스테로이드는 부신피질에서 분비되는 코티솔의 일종으로 항염증, 항알레르기 등의 진정 효과를 나타나기 때문에 피부에 널리 유용하게 사용되어지지만 부작용으로는 피부의 각화증이나 경화(硬化-딱딱하게 굳어지는 증상)증이 발생한다. 설파민(Sulfamine)은 유황성분인 'Sulfur'를 함유한 광범위한 약재로써 항염 등의 보호 및 방어 기능을 갖는다. 피부의 기능 중 보호, 방어는 피부의 유황 성분이 담당하며 유황 사용은 피부에 좋다.

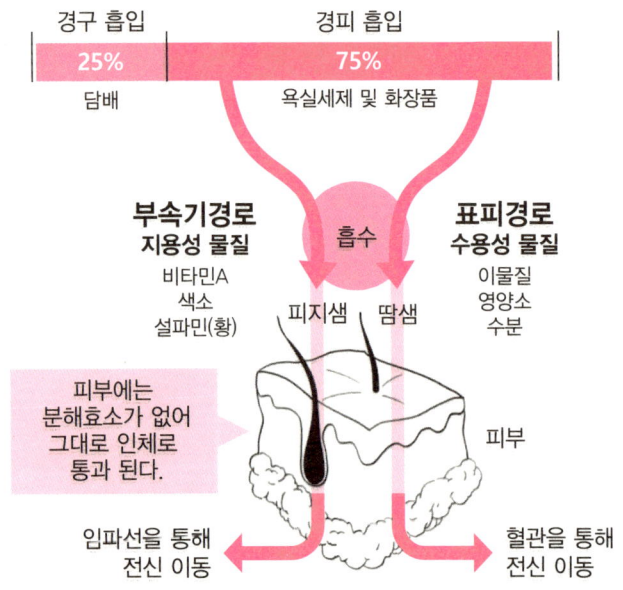

PART 04

암의 75%는 화장품, 욕실용품, 세정제 등 생활필수품에서 발생합니다

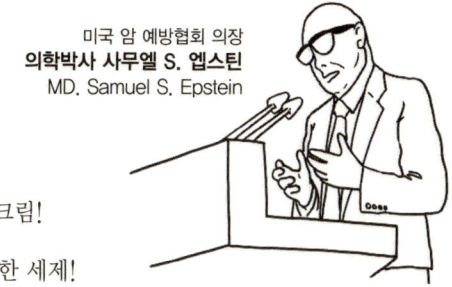

미국 암 예방협회 의장
의학박사 사무엘 S. 엡스틴
MD. Samuel S. Epstein

바디용품, 세안제 등
가장 무서운 것은
샴푸와 린스, 그리고 썬크림!
치약은
바퀴벌레를 죽이는 강력한 세제!

"많은 사람들이 흡연으로 인해 암에 걸린다고 생각합니다. 여기에 산업 발달로 인한 환경오염도 암을 유발하는데 영향이 있다고 생각하죠. 제가 발암물질을 연구해 온 결과, 흡연이 암을 유발하는 비율보다 화장품과 목욕용품으로 인해 암에 걸릴 비율이 훨씬 높았습니다. 암을 100%로 봤을 때 흡연으로 인해 암이 생기는 경우는 25%에 불과하며, 나머지 75%는 우리가 흔히 접하는 화장품 및 목욕용품의 사용과 오염된 작업장에서 유발한다고 설명합니다. 우리는 하루에도 몇 번씩 피부에 바르는 화장품과 욕실용품에 발암물질이 들어있다는 것을 모르고 있습니다. 즉, 자신도 모르는 사이에 발암물질에 노출되어 있는 겁니다. 문제는 우리가 제품성분을 보고 발암물질이라고 판단할 만한 지식이 없다는 것입니다." - **강의 내용 中** -

PART 04

경피독 알아보기

EWG, 화해(화장품을 해석하다)

소비자의 선택이 넓어지고 까다로워지면서 무조건 만들면 팔리는 시대가 저물어 가고 있다. 더 기능적이고 몸에 해로운 성분이 없기를 바라며 가성비(價性比)를 넘어 만족하고 느끼는 가심비(價心比)로 향하고 있다. 이제는 제품의 친환경이 아닌 필(必)환경이어야 하고 제품에 가치를 심어 소비가 기부가 되고 사회에 도움이 쪽으로 점점 확대되는 추세다. 또한 제품의 성분을 직접 확인할 수 있는 여러 독립적인 기관들이 생겨나면서 만족시키지 못하면 퇴출되는 시대로 접어들었다. 그 중 미국의 사설 비영리 단체인 EWG(Environmental Working Group)는 화장품의 안전성 기준을 정하여 시판되는 제품들의 성분 자료를 바탕으로 1에서 10등급을 기준으로 숫자와 색상으로 정보를 제공하고 있다. 그리고 국내 500만 명 이상이 가입한 화해 어플 역시 국내에서 시판 중인 화장품의 성분 대비 독성물질을 제공하고 있어 소비자를 충족시키고 있다. 모든 데이터가 정확하지는 않지만 현재까지는 소비자를 만족시키는 것만은 사실인 거 같다. 그러나 이 모든 자료를 제시한다 하더라도 우선은 국가 기관을 더 신뢰하는 마음으로 바라보는 시각이 우선시 되는 것이 중요하다.

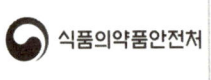 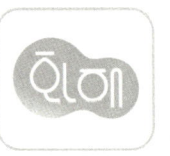 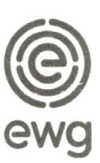

PART 04

피부 통과와 흡수의 과학 용어

화장품에 들어가 있는 화학성분들은 숫자를 헤아릴 수 없을 만큼 많다. 거의 좋은 성분은 적으며 몸에 해로운 성분들이 주를 이루고 있다. 그럼에도 불구하고 반드시 넣을 수밖에 없는 석유계 화학 성분들도 있으며 성분이 다른 원료와 섞이면서 발생하는 독들도 있다. 각 나라마다 허용하는 범위 내에서 원료를 넣는다 할지라도 혼합과정이나 제조 과정에서 독성 물질이 만들어지기도 한다. 이것이 모두 나쁘다고만 할 수 없으며 그 양이 피부를 침투하여 내부까지 들어가는 것도 거의 미비하다. 하지만 이는 전적으로 한두 개 제품으로 국한되었을 때의 이야기다. 여러 개를 같이 사용할 때는 독성 수치가 한계를 넘어설 수도 있다. 이것을 매일, 지속적으로 사용할 때가 문제시된다. 피부를 통과해 체내로 흡수되는 과학 용어는 아래와 같다.

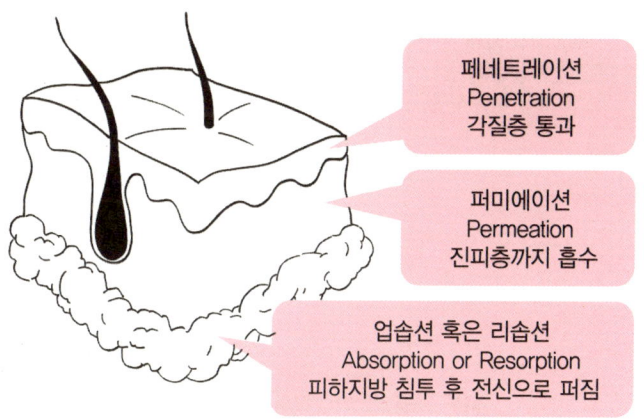

침투력과 흡수율은 다르다. 침투가 된다고 모두 흡수되는 것은 아니다. 이는 독성물질 뿐만 아니라 영양 성분도 마찬가지다.

PART 04

경피독의 종류들

SLS, SLES

　SLS(소듐라우릴설페이트, Sodium laurel sulfate)와 SLES(소듐라우릴설페이트, Sodium Laureth Sulfate)는 모두 풍성한 거품과 높은 세정력 및 향을 내는 계면활성제(Surfactant) 성분이다. SLS는 환경을 파괴함은 물론 피부에도 엄청난 자극을 포함해 유전자 변이, 심지어는 백내장의 원인으로도 지목받고 있는 물질에 속한다. 그래서 환경에 덜 위험하게 에틸렌 옥사이드(Ethylene Oxide - 자동차 부동액 성분)을 넣어 만들어진 성분이 바로 SLES이다. SLES가 SLS보다 덜 안전하다고는 하지만 실상은 그렇지 않다. 에틸렌 옥사이드로 SLES가 만들어질 때 1,4-다이옥산(Dioxane)이 자동적으로 생성되는데 이는 2B급 발암물질이며 여성 유방암을 일으키는 원료이기도 하다.

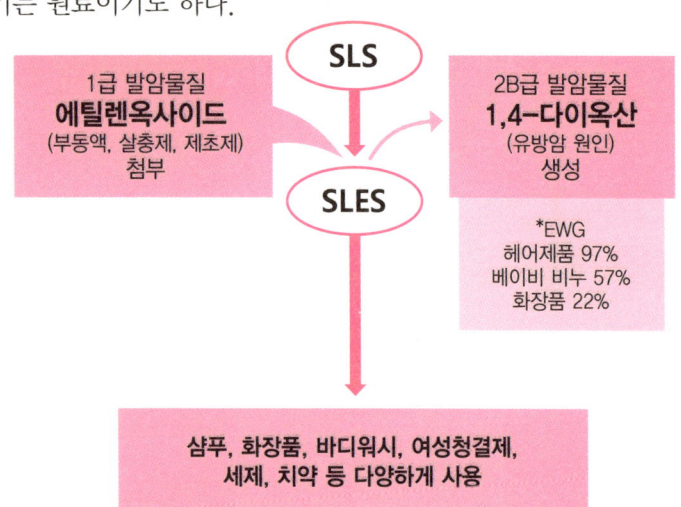

PEG- PPG- 🔍

PEG- (폴리에틸렌글리콜, Polyethyleneglycol), PPG- (폴리프로필렌글리콜, Polypropyleneglycol)는 화해 어플에서 피해야 할 성분 20가지에 포함된 보습제 및 계면활성 물질이다. 본 물질들은 제품을 생산하는 과정에서 사용되며 독성을 지닌 물질로써 군사용 독가스로도 사용된다고 한다. 하지만 PEG-, PPG-는 피부 흡수율이 적고 사용 권고량을 넣고 제조하기에 위험성 있게 보기는 어려워도 문제는 제조 과정에 발생하는 2B급 발암물질인 1,4-다이옥산 및 다이옥신이 발생하기 때문이다. SLS나 SLES처럼 1,4-다이옥산이 피부를 손상시키고 이런 성분이 들어있어 유방암에 노출될 수 있으므로 충분한 세정을 해야 한다. 그리고 뒤에 붙어 있는 숫자는 분자량의 크기를 표현하는 숫자이다. 숫자가 적을 수록 분자량이 작아 피부에 쉽게 침투된다.

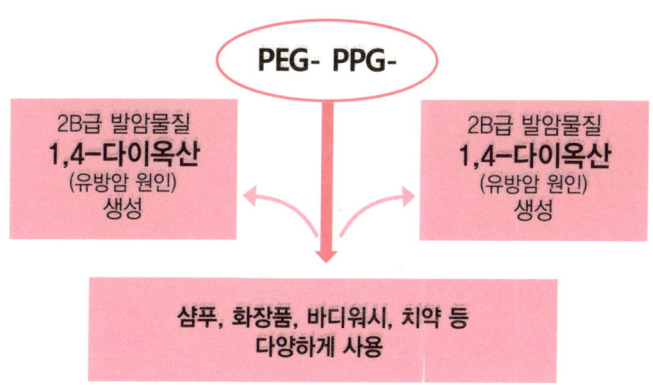

트리클로산

트리클로산(Triclosan)은 강력한 살균 및 보존제, 표백제의 역할로 치약과 비누에 가장 많이 사용되는 물질이다. 이외에도 제품을 사용하면서 공기 중의 균 오염을 막기 위한 용도와 균의 번식과 증식을 억제하기 위해 사용되며 미생물을 죽이거나 억제하는 등 오래전부터 사용되어 온 성분이다. 로션, 스킨, 세정제를 포함해 구강청결제부터 겨드랑이 탈취제는 물론 가구, 의류, 장난감, 근래에는 컴퓨터 키보드와 매트리스, 도마 등 생활용품에도 광범위하게 사용되고 있다. 하지만 6개월간 쥐에 트리클로산에 노출시켰더니 간에 문제가 발생하였고 사람에게서도 동일한 문제가 발생된 성분이다. 국내외 연구결과 간암, 갑상선 기능 저하, 유방암, 생식기 교란, 간섬유화와 암 등을 일으킬 수 있다고 알려져 사용 제한 또는 금지 조치가 취해지고 있다. 한국에서는 0.3%의 사용 권고가 있지만 많은 제품에서 함량을 초과하는 경향이 짙어 불안하게 만들고 있으니 적정 성분이 있다 하더라도 가급적이면 전혀 들어 있지 제품으로 선정해 사용하는 것으로 권한다.

CMIT/MIT

CMIT(메칠클로로이소치아졸리논, Methylchloroisothiazolinone)와 MIT(메칠이소티아졸리논, Methylisothiazolinone)는 한때 한국 사회를 뜨거운 이슈로 만든 가습기살균제 사건에 사용된 주범 물질들이다. 1960년대 미국 롬앤하스사(R&H사)가 개발한 유독 화학물질로 강력한 살균 보존제로써 제품의 변질과 부패 방지로 널리 사용되는 성분이다.

독성이 강해 알레르기 반응뿐 아니라 세포막 손상을 일으킬 수 있으며 심지어 호흡기, 눈에 강한 자극을 주기 때문에 미국 환경보호청(EPA)은 1991년 이를 산업용 살충제로 등록하고 2등급 흡입독성물질로 지정했지만 우리나라에서는 일반 화학물질로 분류되다가 가습기 살균제 사건 발생 후인 2012년 환경부가 유독 물질로 지정했지만 사용이 전면 금지되지는 않았다. 현재 가습기 살균제, 구강청결제, 화장품, 샴푸, 치약 등에 사용되며 물로 씻어 내는 제품에 한해서 사용되고 있다.

사카린

음식에서 맛을 내기 위해 만든 인공 감미료에 속한다. 사카린은 물에 잘 녹지 않으므로 나트륨을 혼합하여 사카린나트륨(Sodium Saccharin)으로 제조하여 만든다. 일반 음식에 포함되어 있지만 치약에도 이 성분이 들어 있다. 치약을 맛보면 약간 단 맛이 나는 것이 바로 사카린나트륨 맛이다. 단맛을 내지만 나트륨의 특성상 보존제 역할을 하기에 절임류나 가공류, 건강식품류에 많이 사용된다. 사카린은 합성 감미료이므로 크게 문제시하지 않지만 그래도 사용하지 않는 것이 좋다.

광물성 오일

광물성 오일이란 미네랄 오일(Mineral Oil)을 일컫는 말이다. 화장품의 증량제로써 가장 저렴한 원가로 널리, 많이 사용되는 원료에 속한다.

처음에는 석유 원유(Petroleum)에서 추출하여 비난의 대상이 되었지만 뛰어난 기름막 형성으로 보습력이 좋아 문제성보다 저자극성으로

100년 넘게 인기를 누리는 성분이다. 여기서 우리가 봐야 할 핵심은, 모든 화장품의 성분은 뛰어난 기능성보다는 좋은 원료를 넣어 그것이 피부에 매우 좋을 것이라는 환상을 심어주고 뒤에서는 최소한의 부작용이나 문제성이 나타나지 않도록 개발된다는 점이다. 그러면 소비자들은 함유 된 성분만 보고 문제가 발생하지 않으니 막연히 좋다라고 인식하게 된다. 가장 뛰어나고 안전한 판매 방식에 속한다. 하지만 곰곰이 생각해 보면 아무리 안전하다고 하나 피부에 석유를 바르는 것인데 그것이 그렇게 안전하게 만들었다고 해서 괜찮을까? 하는 것이다. 본인의 입으로는 절대로 넣지 않을 제품을 피부는 괜찮을거란 막연한 생각으로 바른다는 것은 감성이 이성을 노예로 만들어 복종케 하는 이치에 맞지 않은 생각과 행동이다. 판매점에 가면 미네랄 오일은 아이용 제품으로 판매되고 있다. 그것도 100% 미네랄 오일로만 만들어진 제품이다. 이름을 바꿔 '베이비 오일'로 아이에게 매우 좋을 것이란 심리로 다가가고 있다. 내 아이라면 절대 석유를 보습 때문에 바르지는 않을 것 같다. 그것이 비록 최고의 저자극성 제품이라 할지라도.

미네랄 오일은 화장품의 증량제로도 사용한다. 커피를 타면 90%는 물이다. 마찬가지로 화장품의 핵심 원료는 10% 미만이고 나머지는 미네랄 오일로 채운다.
그리고 얼굴에 석유를 바르니 더 강한 기름으로 지우기 위해 클렌징 오일을 사용해서 지운다. 기름은 기름으로 지워야 하기 때문이다.

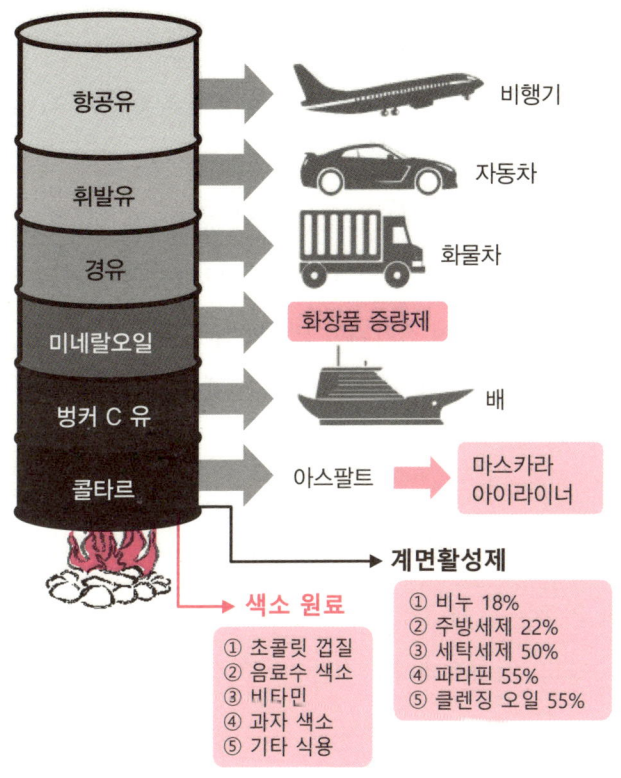

화장품에 들어가는 대부분의 원료는 석유계 광물질에서 추출하여 사용한다.
안심하고 사용하는 원료도 있지만 독성이 강한 원료도 사용된다.

인공색소

인공색소(人工色素/Artificial dyes)는 여러 이름으로 불리며 우리 생활 깊숙이 자리잡은 석유계 물질이다. 식품첨가물, 식용색소, 유화제, 안정제, 착색, 발색제 등이 모두 같은 원료의 형제이며 식품으로 섭취하고 있는 구연산이나 비타민A의 총칭인 베타카로틴부터 기타 식품, 의약품, 화장품, 치약 등에 첨가되어 보기에 좋은 색상을 내주는 역할을 한다. 다른 말로 한다면 타르색소라 한다. 제품에서 보여지는 아름다운 색상이 모두 여기에 해당된다.

동물유래원료

원료의 기준은 크게 3가지로 나뉜다. 석유계의 광물성, 천연계의 식물성, 그리고 동물유래성분이다. 이 중 동물유래성분으로 화장품, 치약, 백신, 히알루론산, 줄기세포, 콜라겐필러, 임플란트 골이식재, 연골조직 보충제 등 다양하게 사용되고 있다. 요즘 시끄러워 지고 있는 동물 실험용과 동물학대로 수면 위로 떠오르면서 사용 반대 움직임이 점점 커지고 있는 실정이다. 특히 바이러스에 감염된 동물유래성분을 사용할 시 큰 부작용으로는 피부 붉어짐, 홍반, 육아종, 피부괴사를 들 수 있어 반드시 '동물유래성분 바이러스 불활화 시험'을 거쳐 안전하게 사용되어야 한다. 그것뿐만 아니라 이미 질병에 노출되거나 유전적 변이의 동물을 사용하면 인체가 치명적 위험에 노출될 수 있으므로 주의 깊게 사용해야 한다. 사람이 동물이기 때문에 동물 성분을 사용하면 무조건 좋을 것이란 환상을 버려야 한다.

스테로이드 🔍

스테로이드(Steroid)는 부신피질 호르몬에서 분비되며 쓸개즙산, 성호르몬, 비타민 D 등이 포함된 화합물이다. '기적의 크림'이라는 호칭으로 한 번 사용하면 순간 원하는 피부로 바뀌기 때문에 그 유혹에서 벗어나기 어렵다. 화장품에는 스테로이드 종류로 표기 되어 일반 소비자들은 알아보기 어렵다. 하지만 사용 후 피부가 순간 호전된다는 느낌을 받는다면 이는 스테로이드 성분을 의심해 볼 필요가 있다. 아무리 좋아도 피부 턴오버 주기가 있고 개선 시간이 필요하기에 바르자 마자 좋아질 수 없기 때문이다.

스테로이드 부작용

쿠싱증후군	면역력 저하
① 달덩이 얼굴	① 세균, 바이러스 감염
② 복부 비만	
③ 고혈압, 당뇨병, 골다공증	

스테로이드는 알레르기성 피부염 등 부작용 때문에 법으로 화장품에 섞지 못하도록 지정한 성분이다. 부작용이 심해 의약품으로 지정되어 엄격한 관리하에 병원에서만 사용이 가능하다. 하지만 상술에 의해 반짝 돈을 벌려는 제조업체에서 몰래 성분을 넣어 판매하다 적발되는 사례도 종종 듣게 된다. 이는 '죄악'이자 '범죄행위'이며 부작용으로는 안면 홍조, 쿠싱증후군, 알레르기, 탈모 등이 현저하게 나타나고 면역 저하로 피부의 방어막이 무너져 여러 피부 현상이 나타난다.

포름알데히드 🔍

포름알데히드(Formaldehyde)는 봉준호 감독의 영화 '괴물'에서 미군 병사가 한강에 버린 물질로 세상에 널리 알려지기 시작했다. 포르말린(Formalin-포름알데히드를 35% 함유한 성분)과 같은 이름으로 강력한 방부제와 보존제로 화장품과 눈썹 접착제로 사용되는 원료이며 적은 양으로도 환경과 인체에 악영향을 끼치기에 사용 권고량에 따라 사용되는 감시의 대상 물질이며 발암 1급에 해당되는 독성 물질이다. 원래는 자연계에서 미생물과 균의 균형을 잡는 좋은 물질이지만 이것이 대량 만들어지고 사용될 때 해가 되기 때문에 규제 하고 있다. 근래에는 새집증후군으로 더욱 유명세를 타고 있는 바, 새차나 새집, 새로 한 실내 인테리어 안에서 이 냄새를 맡을 수 있다. 그리고 병원에 가면 나는 냄새가 바로 포름알데히드다. 2008년 10월부터 '화장품 전성분표시제' 시행으로 0.2%(2,000ppm) 사용은 허가되어 사용되어 지고 있다.

농도(PPM)	발생하는 증상
0.01~1.6	눈의 자극이 시작되는 최저 값
0.04	신경조직의 자극이 시작됨
0.08~1.9	눈과 코에 자극
0.25~0.33	호흡장애의 시작
0.5	목의 자극이 시작되는 최저 값
2~3	눈을 찌르는 듯 아파짐
10~30	심하게 눈물이 남
30~	생명이 관계된 위험, 독성 폐수증

포름알데히드가 인체에 미치는 영향

프탈레이트와 향료

프탈레이트(Phthalate)는 딱딱한 플라스틱을 부드럽게 해 주는 가소제(可塑劑)의 역할을 하는 성분이다. 지금의 PVC나 비닐, 식품이나 의약품 캡슐로도 사용된다. 광범위한 사용으로 인체의 장기와 피부에 환경호르몬이란 지대한 나쁜 영향을 끼치므로 지금은 디부틸프탈레이트(Dibutyl phthalate)만 사용 되고 금지 된 성분에 해당된다. 한 때는 어린이용 장난감에 프탈레이트가 함유 되어 손으로 만지고 입으로 빨아 내분비계 장애를 일으키고 정서 장애를 일으켰고 여성에게는 성조숙증이 생기고 남성에서는 고환에 영향을 줘 무정자증을 만들기도 하여 사회적 문제로 떠들썩 하기도 하였다. 현재는 네일 제품의 매니큐어 성질로 광택을 내거나 잘 부착될 수 있도록 사용하고 있고 화장품에는 향료를 대신하여 사용하고 있다. 인공향료(人工香料/Artificial flavoring agents)를 인공착향료, 합성향료라고도 불린다. 화장품의 성분에서 느낌을 주기 위한 향료로 사용되며 거의 모든 화장품에 사용되는 원료이다. 화장품 성분 중, '인공 향료'나 '향료'로 표기 되어 있다면 이는 프탈레이트라고 생각해도 무방하다. 프탈레이트의 사용 규제로 향을 대신하여 사용하지만 향료의 정확한 표기를 하지 않고 단순히 프래그런스(Fragrance)로만 표기되어 대부분의 소비자들은 알 수 없는 것이 현 실정이다. 담배를 전혀 피우지 않은 여성이 폐암에 걸리는 이유 중 가장 크게 작용한다. 여성들이 사용하는 대부분의 화장품속에 첨가되어 있으면서 휘발성 성질 때문에 향이 폐로 들어가 문제를 일으키는 주범이다. 또한 향수 제품에도 프탈레이트 인공 향이 있으므로 될 수 있는 데로 프리 프탈레이트 사용을 권하며 자연 향이 포함 된 제품 사용을 권한다.

파라벤

파라벤(Paraben) 만큼 논쟁의 중심에 선 물질도 드물 것이다. 양쪽 모두 첨예한 대립으로 주장을 가라앉히고 있지 않다. 한 쪽에서는 독성 발암 물질로써 에스트로겐과 같은 작용으로 여성의 유방암 원인이라고 주장하며 또 한쪽에서는 파라벤은 인체에서 배출되는 물질로 제품의 보존제 역할로써 세균의 침입과 증식을 막는 안전한 물질이라고 주장한다. 이 가운데서 항상 소비자만 피해를 보는 듯 하다. 논란의 중심에 서게 된 이유는 영국의 Reading 대학에서 보고한 '유방암과 파라벤의 연관성'에 대한 논문 때문이다. 이 논문의 주장은 파라벤이 여성호르몬인 에스트로겐과 유사한 구조를 갖고 있어 우리 몸에 흡수될 경우 세포는 몸에서 분비되는 에스트로겐이라고 착각하여 지방을 끌어다 유방암의 발생 위험을 높일 수 있으며 실제로 유방암 환자의 유방조직에서 파라벤이 검출되었다는 것이다. TV나 메스컴을 통해 알려지게 되었고 당시 한국의 유방암 비율이 일본을 앞지르고 있던 터라 뭇매의 대상이 되고 말았다.

이후에도 유방암이나 여성질환에서 파라벤 성분이 검출되면서 이제는 그것이 아니다라고 항변해도 소비자의 심리가 기울어져 소용없게 되었다. 그리고 나서 프리파라벤 제품이 시장에 나오면서 소비자들은 성분표시에서 가장 먼저 파라벤의 성분을 보는 습관이 길들여 졌다.

파라벤은 자연계에서 존재하는 물질임에는 틀림 없다. 그리고 인체에 흡수되더라도 자동 배설되며 현재 사용하고 제품에는 함량 한계치를 넣어 판매하는 것은 사실이다.

  그렇다고 해서 안전하다거나 안심시키기에는 무리수가 있다. 우리나라 여성들이 사용하는 화장품은 약 11개로 전 세계에서 가장 많다. 각 제품에 사용 권고치인 혼합용일 경우 0.8%까지 허용된다 하더라도 몇 개의 제품을 사용하므로 인체에서 모두 배설시키지는 못한다. 또한 여성의 유방 조직에서 파라벤이 검출되는 것 또한 묵과 할 수 없는 입장이기도 하다. 되도록 적게 들어 있거나 없는 제품을 사용하는 것이 스스로를 지키는 유일한 방법임에는 틀림 없다. 파라벤은 화장품이나 치약, 크림, 로션, 샴푸 및 의약품의 방부제로 주로 사용되며 단일 물질이 아니라 파라하이드록시벤조산에 에틸 알코올, 프로필 알코올, 부틸 일고올 등이 반응하여 혓성된 물질을 총칭하는 것으로 파라벤이라는 이름으로 불리다. 종류로는 4종류가 있으며 인체 독성은 부틸〉프로필〉에틸〉메틸 순서로 되어 있다.

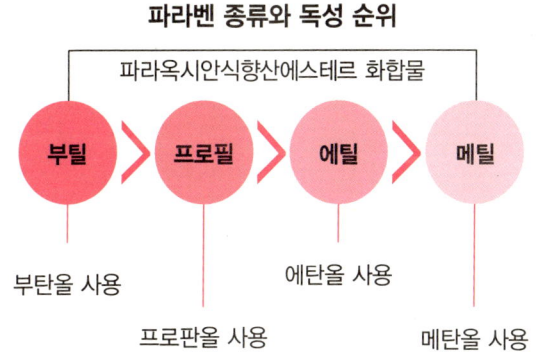

파라벤 종류와 독성 순위

마이크로비드 🔍

마이크로비드(Microbead)는 인류가 만든 화장품, 치약 원료로써는 가장 큰 오류의 작품이라고 볼 수 있다. 1930년대 영국의 화학자들에 의해 만들어진 플라스틱이 100년 사이 세상 환경을 완전히 뒤바꿔 놓고 있다. 생태계의 교란은 물론 죽음의 궁지로 몰아놓고 있으며 지금 우리 식탁 위에 고스란히 올려지고 있는 형국이다. 마이크로비드는 작은 플라스틱 조각을 일컫는 말이다. 미세플라스틱의 5mm 보다 작은 1mm 이하로 눈에는 보이지 않는다.

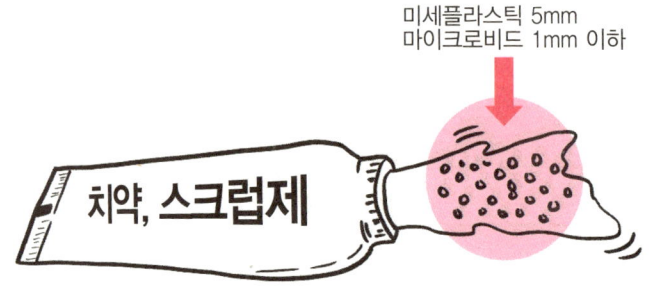

미세플라스틱 5mm
마이크로비드 1mm 이하

현재 사용되고 있는 치약, 세정제, 스크럽제 150ml 안에는 약 280만개의 마이크로비드가 들어가 있는 것으로 알려져 있다. 스크럽제의 꺼끌꺼끌한 느낌이 바로 마이크로비드이다. 이것이 피부에서 사용되고 물로 씻으면 하수구를 통해 결국 바다로 흘러 들어간다. 이렇게 모인 것이 2015년 영국의 발표에 따르면 약 15조~최대 51조개가 있다고 한다. 1인당 2억개 이상의 마이크로비드가 할당되는 양이다. 이것을 물고기가 모르고 섭취하여 우리의 횟감이나 반찬으로 올라온다. 지금 섭취하는 모든 물고기에는 마이크로비드가 있다고 보면 된다.

심지어는 2015년 여름 일본 도쿄에서 잡은 멸치 64마리 중 49마리의 체내에서 마이크로비드가 별견되기도 했으며 문제는 미세 플라스틱에 관하여 대한민국이 가장 위험한 국가로 분류되었다는 점이다. 영국 맨체스터대 연구진이 '네이처 지오사이언스(Nature Geoscience)'지에 발표한 논문에 따르면 "한국의 인천 앞바다, 경기 해안의 미세 플라스틱 농도는 세계에서 두번째로 높으며 1㎡당 평균 1만~10만 개 사이일 것으로 추정하고 낙동강 하구는 세번째로 높다"라고 연구팀은 전하였다. 또한 한국해양과학기술원에 따르면 2016년 거제 해역 바닷물 1㎥당 평균 21만 개의 미세 플라스틱이 발견되었고 이는 싱가포르 해역의 100배에 달하는 양이라고 보고하기도 하였다. 수돗물 속에서도 발견되는 미세플라스틱도 큰 문제다. 우리나라에서 2015년 9~10월 자체 조사한 결과, 24개 정수장 중 3곳에서 L당 0.2~0.6개 미세 플라스틱이 검출됐으며 전체 평균은 1L당 0.05개였다고 한다.

화장품이나 치약을 사용하면서 충분히 씻어 낸다 하더라도 눈의 점막이나 입으로 전혀 안들어 간다고 말할 수 없다. 이런 경각심으로 우리나라에서는 2018년 7월부터 화장품, 세안제, 스크럽제, 치약 등에 마이크로비드 사용을 금지하도록 하였고 대체물질을 준비하느라 고심하고 있다고 한다. 아마도 값싼 다른 석유계 물질로 대체될 것으로 보인다. 이전에 출시되어 창고에서 소비자를 기다리는 제품 중 마이크로비드가 있다면 참고해야 할 사항이다.

> 피부는 약 2,000여 가지의 질병으로
> 가장 광범위하게 나타난다.
> 그에 따른 약 처방이 가장 독하며
> 치료보다는 당장의 완화에
> 초점을 맞춰 처방한다.
> 피부질환은 속을 다스릴 때
> 많은 호전을 기대할 수 있다.
> 피부는 밖에 있는 속이기 때문이다.

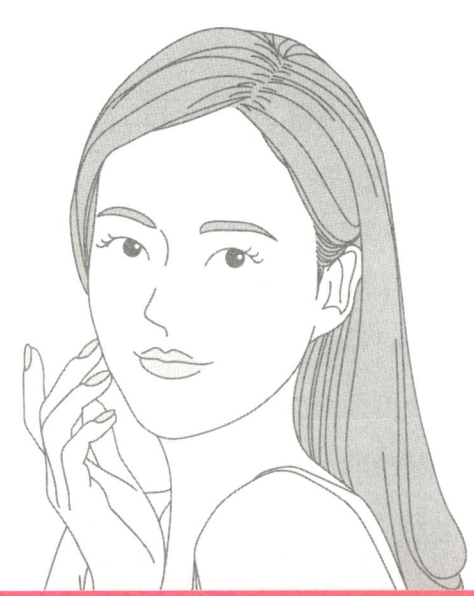

05 피부의 질병들

피부는 우리가 생각하는 것보다 강하고 똑똑하며 스스로 치유하는 능력이 크다

피부를 너무 과소평가 해서는 안된다.

피부의 여러 질병들이 난무하는 것은 그만큼 현대인들의 생활습관과 환경이 위험에 처해 있음을 반증하는 실예라 볼 수 있다. 현재까지 알려진 외부 환경에는 약 600만 종 이상의 화학물질들이 존재하는 것으로 추정되고 있으며 이중 2,800여 종은 피부 질환과 알레르기를 일으킨다고 알려져 있다. 그리고 매일 약 250여 종의 독성물질이 만들어 지고 있으며 이들의 90% 이상이 바로 석유화학물질로 구성되어 있다. 과연 여기서 얼마나 안전하게 살아갈 수 있을까? 라는 생각 자체가 모순이 된 지 오래다. 이런 것들이 피부로 그대로 나타나고 있고 많은 사람들이 결과의 고통으로 신음하고 있으므로 앞으로 피부질환에 관한 병의원이나 관련 업계는 꾸준한 성장세가 이어질거라 의심치 않는다. 증가 추세가 놀랄 정도로 상승하고 있기 때문이다.

대부분의 피부질환은 외부 오염 물질에 대한 면역 과잉 반응으로 나타난다. 우리가 익히 알고 있는 많은 피부질환들이 여기에 속한다. 피부에는 랑겔한스(Langerhans cell)라는 세포가 존재하면서 면역을 담당하면서 세포의 기능을 강화시키는 역할을 하고 있다. 이 랑겔한스가 병들면 피부의 장벽이 무너지면서 아토피나 알레르기, 접촉성피부염 등 수많은 피부 질병들이 발생한다. 그럼에도 불구하고 피부 질환의 원인은 아직 정확히 모른다고 말하며 자가면역질환으로만 간단히 답변만 하고 있는 실정이다.

PART 05
무독성 친환경 제품을 사용하라

 피부 질환이 광범위하고 다양함으로 과거에는 단순한 피부질환으로만 나타나서 간단한 치료만으로도 가능했지만 지금은 복합성으로 나타나고 있어 치료가 어렵고 복잡해 지고 있다. 물론 지금도 계속 연구는 진행중이지만 이런 상황에서 피부 질환에 대한 치료 방법은 매우 국한되어 있고 대부분은 스테로이드계나 항히스타민으로 관리하고 있을 뿐이다. 그리고 각자의 식생활습관과 영양소를 식품으로 섭취하라고만 말한다. 과연 이런 상황에서 피부질환이 정상적으로 치료될 수 있을까? 라는 의구심은 물론 한계성에 도달할 수 밖에 없다.

 또한 전쟁이 나도 사용할 수 밖에 없는 생활필수품들은 어떠한가? 제품에 가치를 넣어 공급해야 하지만 제품마다 최소 1가지 이상 심지어는 10가지가 넘는 독성 물질로 가득차 있다. 이런 성분들이 알레르기를 일으키고 신장, 간장에 악영향을 미치는데도 우리는 피부 건강을 위한답시고 아무 거리낌 없이 브랜드나 홍보만 믿고 사용한다. 그리고 나서 아픔을 호소하고 사회 문제로만 회부하여 치부해 버린다. 똑똑한 소비가 아니라 편리한 소비만 강조하고 바라는 것들의 실상이 되어 버렸다. 우리가 섭취하는 음식들도 문제가 크다. 먹기 편하게 만들어 놓은 가공식품들 안에는 많은 독성 물질들이 들어 있다. 이것이 장기를 해치고 독소를 뿜게 만들어 결국 최종적으로 피부를 괴롭힌다. 피부가 그대로 받아들이면서 괴로워 한다.

PART 05
아토피 피부염, 1,000만 명 시대

모든 피부질환 중 가장 빠르게 확산되는 것이 바로 아토피 피부염(Atopic dermatitis)이다. '기묘하고 뜻을 알 수 없다'의 그리스 어원을 가지고 있으며 예전에는 영유아기인 3세 전에 사라졌지만 근래에는 환경적 요인과 독성 물질로 전세계 20% 인구가 아토피로 호소하고 있다. 심한 가려움증과 습진을 동반하여 한 번 아토피에 걸리면 좀처럼 호전되지 않아 만성피부질환으로 진행되는 것이 대부분이다. 증상이 다양하여 처음에는 다른 피부 질환과 혼동 될 소지가 많아 몇 가지의 소견으로 아토피로 진단한다. 가족력이나 유전적 원인을 제시하지만 아토피는 전적으로 현대 문명 사회가 만든 화학 물질의 희생양이라고 보면 된다.

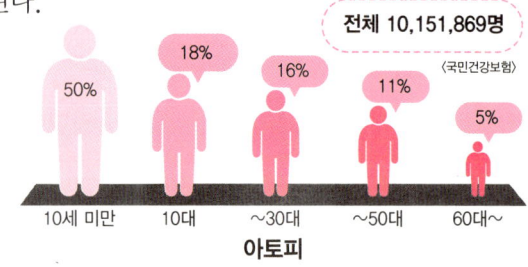

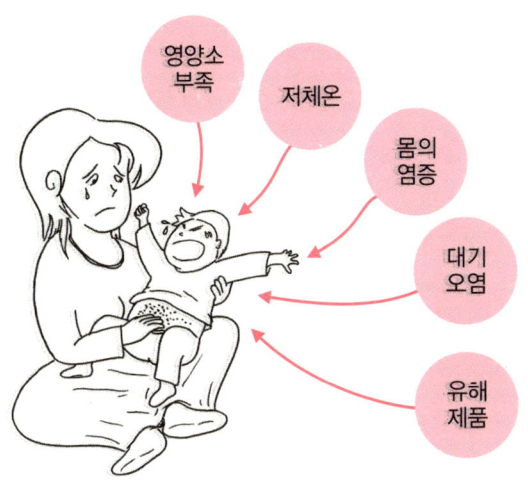

　아토피는 화장품이나 생활용품으로 발생빈도가 높은 제품들을 친환경 제품으로 먼저 바꿔줘야 한다. 친환경 제품이라도 1~2가지의 독성 물질로 아토피를 일으킬 수 있으므로 100% 무해성 제품으로 교체해야 하며 식단도 육류나 발색제가 들어 있는 가공식품은 물론 우유는 무조건 끊어야 한다. 아토피는 인체에 바르는 화장품이나 비누, 샴푸 하나만으로도 완치나 큰 효과를 볼 수 있다. 단, 이러한 제품들이 아토피를 일으키는 성분이 전혀 없어야 한다는 전제 조건이 있어야 한다. 그리고 면역을 강화 시키는 식품이나 독소를 제거하는 유산균 식품을 꾸준히 섭취해야 한다. 또한 지금의 환경이 아토피를 만들 수 있으므로 분기별 해독을 통해 몸의 독소를 밖으로 배출시키도록 노력해야 한다. 작금의 시대에 건강은 저절로 생기는 것이 아니라 어떤 것 보다도 신경 쓰고 관리해야 함을 반드시 명심해야 한다.

건선, 비타민 D 부족의 마른 버짐

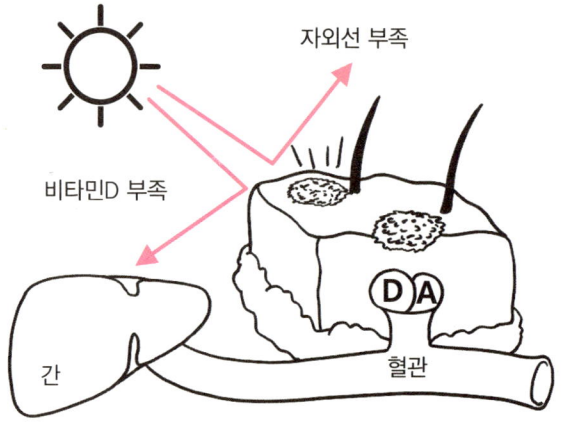

건선(乾癬/Psoriasis)은 마른 버짐 이라고도 하며 주로 팔꿈치, 무릎, 엉덩이, 두피 등에서 잦고 확연한 경계를 보이는 질병이다. 아직 100% 원인이 밝혀지지 않았지만 비타민 D와 A의 결핍이 건선에 영향을 미치며 대사 결핍으로 인한 면역이상으로 발생함을 인지하고 있다. 완치의 개념보다는 당뇨나 고혈압 처럼 치료하면서 평생 관리해야 한다. 전 세계적으로 약 1~2%가 건선 환자이며 해마다 10만 명 당 60명이 새롭게 건선에 걸리는 것으로 확인되고 있다. 앞서 말했듯이 비타민 D는 햇볕에 의해 피부에서 만들어지니 평소 피부건강을 위해 하루 20분 이상 햇볕을 쬐어주는 것이 좋다. 또한 술과 담배가 건선을 악화시키기 때문에 가급적 절제하고 건선에 걸렸으면 끊고 면역에 좋은 음식과 식품으로 관리해야 한다.

PART 05
접촉성피부염, 화학물질의 면역 과잉 반응

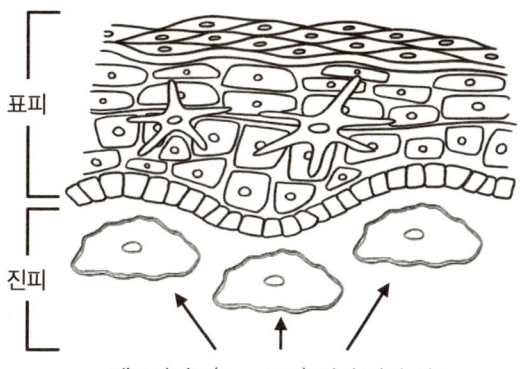

덴드라이트(Dendritic) 진피 면역 세포

접촉성피부염(接觸性皮膚炎/Contact dermatitis)은 외부 물질에 대한 면역의 과민 반응으로 나타난다. 피부에 접촉 되는 수많은 독성 물질이 그 원인이며 우리가 사용하는 생활용품들의 자극으로 지목되고 있다. 샴푸나 세정제, 세탁제는 물론 비누 등 화학 용품들이 피부를 예민하게 만들고 그에 따른 히스타민(Histamine)의 과잉 분비가 면역을 불러 일으켜 대처하느라 발생한다. 그래서 접촉성피부염에 걸리면 항히스타민제를 처방하며 스테로이드로 진정시킨다. 피부의 전신에서 나타나지만 피부의 접히는 부분에서 빈번하며 심한 가려움증을 유발하면서 습진 형태로 가라 앉았다 다시 발생하기를 반복하여 고통을 준다. 몸의 체온이 떨어져 면역 약화로 인해 발생할 수 있으므로 체온이 상승하면 자연히 나을 수 있다. 따라서 병원 치료보다는 식품과 운동 등을 통해 근육량을 높이는 생활습관을 먼저 실천하는 것이 바람직하다.

쿠싱병, 붉은 달덩이 얼굴

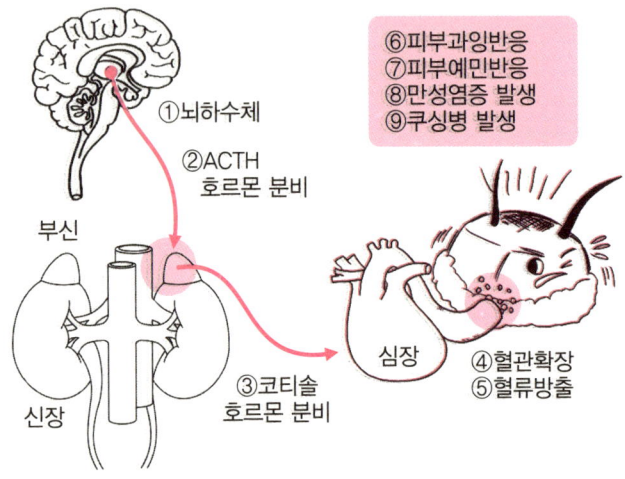

스트레스를 받으면 뇌의 뇌하수체에서 부신자극호르몬 ACTH로 부신을 자극해 코티솔 호르몬을 분비시킨다. 그러면 간에 저장 된 포도당으로 뇌에 공급한다. 이것이 만성이 되면 부신은 호르몬을 과잉 분비하면서 얼굴이 붉은 달덩이 처럼 둥글게 되거나 얼굴과 다리에 남성처럼 털이 자라나기도 하고 심지어는 비만, 골다공증이 되기도 한다. 이것을 쿠싱병(Cushing's disease)이라 불린다. 이외에도 뇌하수체 종양이나 부신 종양, 스테로이드 만성 사용 등도 원인이 될 수 있다. 이런 경우 스트레스를 줄여 스테로이드 사용을 줄이고 대사 장애를 예방하기 위해 식생활습관을 바르게 고쳐야 한다. 특히 스테로이드가 함유 된 화장품에서도 같은 증상이 나타날 수 있으므로 성분을 확인하고 사용해야 한다.

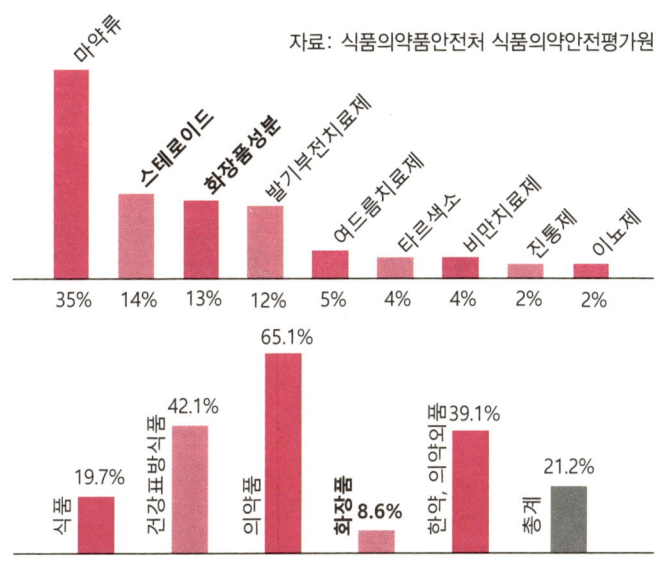

현재 시판 중인 화장품에서 스테로이드 성분이 다량 함유 되어 있음에도 불구하고 피부에 좋은 화장품이라 속이고 판매하다 적발되는 사례가 늘고 있다. 스테로이드 화장품을 바르면 피부의 변화를 몰라보게 느낄 수 있다. 예를 들어 미백이나 잡티, 기미 등은 바르자 마자 현저하게 좋아짐을 확인할 수 있다. 인기리에 사용하고 있지만 이는 매우 위험한 행위이다. 이런 제품을 사용하면 부신을 계속 자극해 쿠싱병에 걸릴 확률이 높아진다. 특히 부신은 갑상선과 연관성이 있어 결국 갑상선 기능 질환으로까지 노출 된다. 현재 전체 암 중 갑상선암이 가장 가파르게 증가하는 이유가 여기 있음에 무관하다고 볼 수 없다.

PART 05
지루성피부염, 피지의 과다 분비

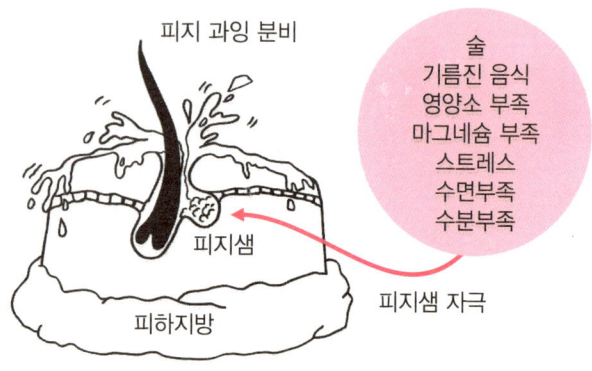

지루성피부염(脂漏性皮膚炎/Seborrheic dermatitis)은 진피의 피지샘에서 피지의 분비가 정상 이상으로 많이 분비되고 붉은 반점과 함께 가려움증을 동반하는 만성 염증성 피부질환이다. 지방이 많은 여성보다는 남성에게서 3~5% 정도 발생하는 흔하며 아직까지 정확한 원인은 밝혀 지지 않았지만 여러 근거설 중에 생활습관으로 인한 질병의 발병과 악화에 무게를 둔다. 술, 과도한 스트레스, 수분 및 수면 부족, 비타민제의 영양소 부족을 원인으로 보고 있으며 그 중에서 마그네슘의 부족 시 증상이 나타나는 것을 볼 수 있다. 치료방법은 거의가 스테로이드이므로 완치 보다는 관리쪽으로 신경 쓰고 있다. 거의가 두피, 얼굴, 이마, 목 국소적이지만 심해지면 온 몸으로 악화될 수도 있다. 만성 염증으로 각질의 분화가 심해 비듬이 많이 발생한다.

수포성표피박리증, 표피와 진피의 분리

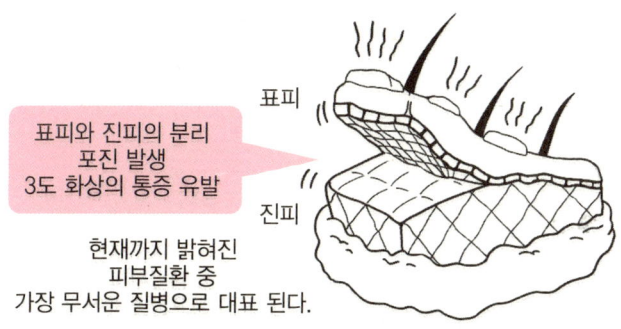

현재까지 밝혀진
피부질환 중
가장 무서운 질병으로 대표 된다.

표피박리증(表皮剝離症/Epidermolysis Bullosa)은 표피와 진피가 분리되어 수포를 형성하고 3도 화상의 통증을 안기는 희귀 피부질환으로 구분된다. 표피와 진피의 경계선에는 콜라겐으로 형성 된 단백질 층이 서로를 붙잡고 있다. 이 층을 만드는 유전자의 돌연변이로 발생한다고만 알려져 있다. 정확한 원인과 치료약이 없어 현재까지 완치 된 방법이 없을 뿐더러 계속 연구 중에 있는 질환이며 작은 마찰이나 충격에도 물집이 생기고 표피가 쉽게 떨어져 나와 일반 음식이나 옷을 입을 수 없어 피부를 흰 천으로 감싸 보호하며 생활해야 한다. 식도까지 수포가 생기면 튜브로 음식을 공급해 줘야 하고 손가락 사이가 붙으면 수술로 분리해 줘야 하는 가장 무서운 피부질환으로 대표된다.

PART 05
진물나는 **무좀**

피부사상균에 속하는 적색 백선균
가장 흔한 전염성 균
손, 발바닥,
손톱, 발톱

습기를 좋아하여 여름철에 가장 빈번하며 붙어 있는 4,5번 발가락 사이에 확산이 강하다.

    무좀(Tinea pedis)은 곰팡이균인 피부사상균에 속하는 적색 백선균(赤色 白癬菌/Trichophyton rubrum)에 의해 손바닥이나 손톱, 발바닥과 발톱은 물론 손과 발가락 사이에 많이 침입하여 생기는 가장 흔한 전염성 피부병에 속한다. 병원균의 침입은 대중 목욕탕이나 무좀에 걸린 사람의 신발이나 여러 접촉으로 옮겨 발생한다. 무좀균은 각질을 오염시켜 점점 확산되는데, 곰팡이 균의 특성상 습한 것을 좋아하기 때문에 평소 발 관리를 청결하게 하고 통풍이 잘 되도록 해야 한다. 발가락의 경우 엄지와 검지는 사이가 많이 벌어져 거리지 않지만 4번, 5번째는 접촉 부위가 넓어 쉽게 걸리고 확산 속도가 빠르다. 특히 피부의 항상성을 감안하여 산성도를 유지시키는 것이 좋다. 비누로 잘 씻어도 피부 산성 보호막이 사라지면 오히려 더 심해질 수 있다. 산성비누나 유황 성분이 함유 된 비누를 사용하면 좋다.

하얀 반점의 백반증

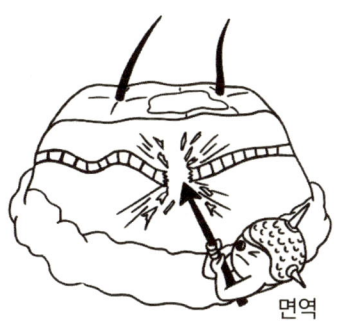

면역이 멜라닌 색소를 파괴하면 백반증이 발생한다. 멜라닌에 의해 인종색이 구분되며 너무 많이 분비되면 기미가 발생하지만 적정양은 피부에 좋다.

면역

　백반증(白斑症/Vitiligo)은 다양한 크기와 형태의 백색 반점들이 피부에 나타나는 질환으로서 전체 인구의 0.5~2% 정도의 흔한 질병이며 가족력으로 30%가 발생하여 유전적 요인으로 보는 견해가 잦으며 20세 전에 약 50%가 발병한다. 아직까지 정확한 원인은 규명되지 않았지만 표피의 기저세포에서 멜라닌세포의 파괴로 발생한다고만 규명되고 있어 정확한 치료약이 없는 상태이다. 유일한 방법은 스테로이드 연고나 주사로 관리하거나 레이저를 이용한 표적 치료, 피부 이식 등이 유일한 방법에 속한다. 여타 피부 질환과 같이 백반증은 자가 면역질환으로 구분하는 이유는 면역세포가 멜라닌색소세포의 멜라닌을 이물질로 오인하여 공격함으로 멜라닌세포 자가파괴설로 발생한다고 주장하고 있다. 백반증에 걸리면 주위 세포까지 확대 되며 저절로 낫는 경우가 드물다. 최근 식이유황으로 호전 되는 경우가 많아 음식이나 성분이 들어 있는 식품을 섭취를 권장하며 과일이나 야채를 통하여 충분한 양의 비타민 C를 섭취 및 수분의 보충을 요한다.

자가면역질환 피부 알레르기

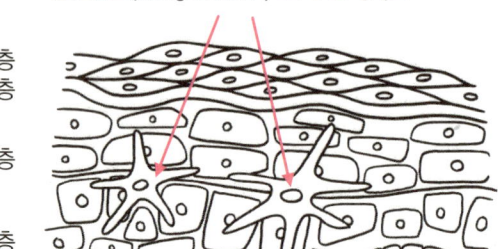

피부 알레르기는 전적으로 면역의 이상 과잉으로 나타나는 자가면역질환이다. 피부는 끊임없이 외부로부터 직접적인 공격을 받는다. 그래서 어느 장기보다 면역이 섬세하게 관리하고 보호하고 있다. 봄철 꽃가루로 인해 피부가 과잉 반응을 한다면 주범은 꽃가루가 아니라 방어하는 면역이 문제가 된다. 꽃가루가 몸으로 침입할까봐 면역이 미리 과잉 진압을 하면서 죄 없는 피부를 공격하는 것이다. 호흡기 점막에 있는 면역부터 피부 면역도 거침 없는 공격으로 발진이나 염증이 발생한다. 면역은 60% 이상이 대장에 있으므로 장내 유익균을 강화시키기 위해 유산균 제품으로 대장을 건강하게 해 주고 해독을 해 주면 피부 알레르기는 좋아진다. 단, 병원 치료로 약이나 연고를 오랫동안 치료 받은 경험이 있다면 호전반응이 매우 세게 일어남으로 미리 대처하고 진행해야 한다.

PART 05
헤르페스, 대상포진의 원인

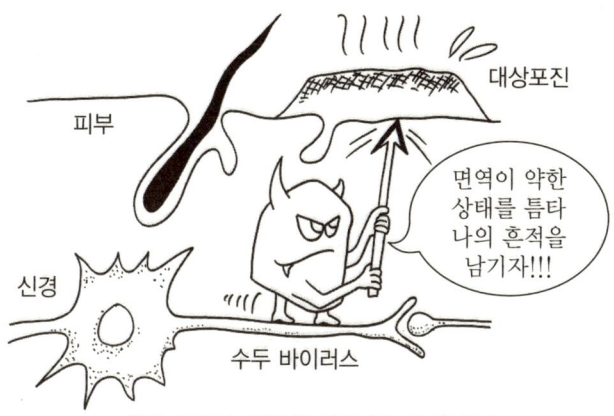

국민 80%가 감염 된 헤르페스 바이러스는
면역이 떨어질 때 포진을 일으킨다.

　헤르페스(Herpes) 질환은 우리가 익히 알고 있는 대상포진을 일으키는 바이러스다. 대한민국 국민 80% 정도가 이 바이러스에 감염되어 있고 등골신경절에 자리를 잡고 있다가 신체적으로나 정서적으로 심한 스트레스를 받을 때마다 재발하여 피부와 점막에 포진을 만든다. 병원에서 단순포진이나 대상포진을 말할 때는 헤르페스를 이야기 하는 것이다. 한번 감염되면 평생 동안 존재하면서 환절기나 면역이 떨어질 때, 스트레스나 피곤할 때마다 활성화 되어 감염을 일으킨다. 아직까지는 완치 방법이 없고 약 1주일이면 가라앉지만 흉터를 남겨 수개월이 지나야 흔적이 사라진다. 심하면 신경 마비까지 올 수 있으므로 감염 시 신경 안정은 물론 쉼을 통해 면역을 강화 시켜줘야 한다.

PART 05

루푸스, 전신성 홍반성 낭창증

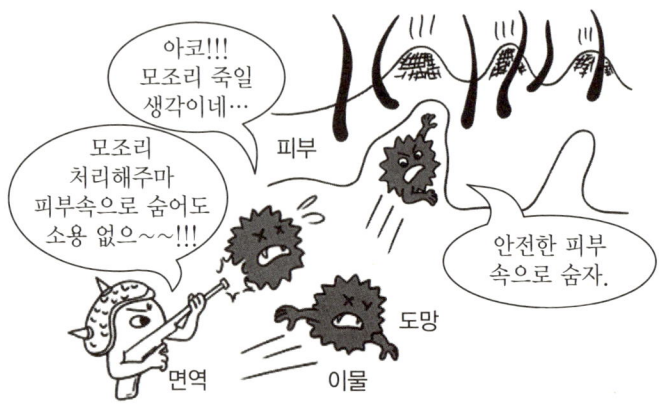

　루푸스(lupus)는 특정 피부에서 뿐만 아니라 전신에서 나타나기 때문에 '전신성 홍반성 낭창증'이라 불린다. 기원은 늑대에 물리거나 긁힌 자국과 비슷하다 하여 지어졌다. 루푸스는 피부에만 나타나는 종류와 다른 장기까지 침범하여 질병을 초래하는 루푸스로 나뉜다. 원인은 면역 이상 교란으로 발생한다고만 알려져 있으며 스트레스로 인한 면역의 교란으로 몸을 공격하는 데서 이유를 찾고 있다. 자율신경계를 억압하는 스트레스는 결국 면역의 이상 행동을 자초하는 행위이다. 그래서 환절기나 극도의 스트레스가 오면 자연적으로 루푸스 증세가 심하게 일어난다. 아직까지는 특별한 치료 방법이 없으므로 평소 면역을 끌어 올리는 식품을 섭취하고 가급적 스트레스와 멀리 하는 것이 최선의 방법에 속한다.

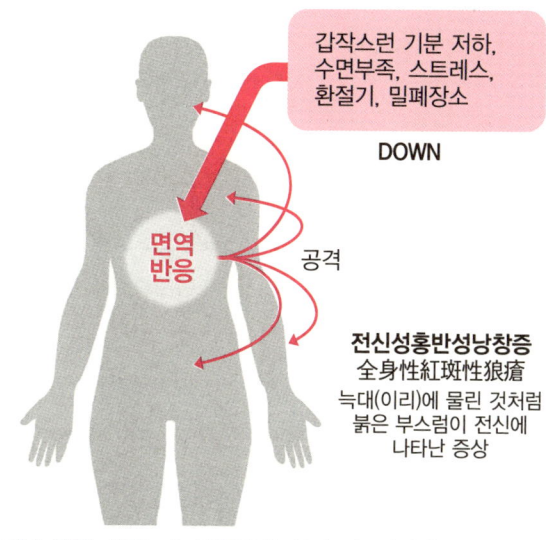

피부, 관절, 신장, 폐, 심혈관계, 신경, 간, 위장관계, 눈 등의
전신 장기를 공격하여 염증을 일으킨다.

 루푸스는 피부에 염증을 일으키고 붉은 흉터를 남긴다. 심지어는 입안의 점막은 물론 몸 안의 모든 점막을 공격하여 염증을 불러 일으켜 심한 통증을 유발 시킨다. 골격계까지 공격을 서슴지 않아 연한 관절을 공격 하여 잠 못 이루게 할 정도의 관절통을 일으키기도 한다. 루푸스는 선진국형 피부질환이다. 문명이 발달할 수록 루푸스의 빈번도도 높아지므로 선진국형 식생활도 함께 점검할 필요가 있다. 그리고 컨디션에 따라 함께 움직이므로 항상 최상의 컨디션을 유지할 수 있도록 해야 한다. 기분이 좋을 때는 아무 증상 없이 유지되다가도 갑작스런 기분 저하로 순간 발현될 수 있다.

켈로이드, 진피 콜라겐이 원인

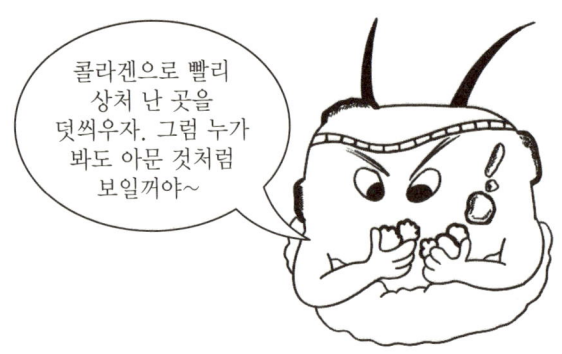

진피의 상처를 덧씌우기 위해 사용하는 콜라겐이 피부경화증을 만드는
켈로이드 질병, 간경화도 여기에 속한다.

켈로이드(Keloid)는 게의 집게발을 의미하는 그리스어인 'Chele'에서 유래하였고 반흔(瘢痕)의 흔적으로 봐도 게의 집게 모양을 닮았다. 아직까지 정확한 원인이 규명되지 않았지만 유전적 원인으로 지목하는 바 피부색이 짙은 인종에서 약 15%가 발생하는 것으로 확인되고 있다. 상처 후 진피에 콜라겐을 덧씌우기 하면서 딱딱하게 굳어져 피부층보다 두껍게 올라오며 처음에는 분홍색을 띠다가 점점 갈색으로 변하고 따가운 증세를 호소 하기도 한다. 아직까지는 완치는 어렵고 흉터를 최대한 완화시키는 의료 기술이 발달해 있다. 문제는 시간이 지나면서 켈로이드가 커지면서 주위 세포까지 침식시켜 그 반경을 넓힌다는데 있다. 특히 켈로이드 질환이 되면 모기가 물거나 가벼운 상처에도 아물지 않고 흔적을 남기는 게 문제다.

습진, 알칼리 세정제가 주범

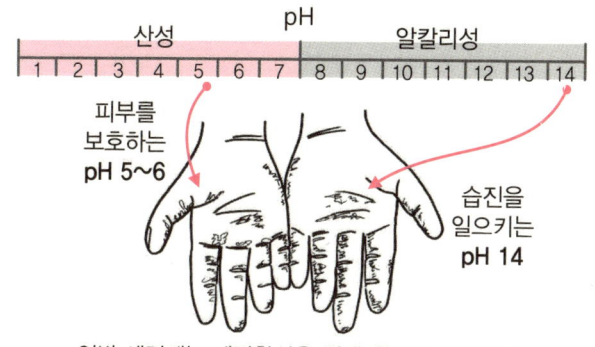

일반 세정제는 계면활성을 위해 황산을 사용하여
피부 습진을 일으키는 원인으로 작용한다.

   습진(濕疹/Eczema)은 일반적으로 주부에게서 나타나는 피부 질환으로 알려져 있다. 습진은 말 그대로 피부가 습(濕)해서 천연두처럼 생긴 진(疹)의 성격을 띠어서 붙여진 이름이다. 한마디로 피부가 습해진 것이다. 피부가 습해지면 방어막이 사라진다. 그러면 쉽게 감염이 되거나 오염 물질에 민감한 반응을 일으키며 가려움, 홍반, 부종 등을 일으키며 진물의 증상을 보인다. 현대에는 알레르기성 질환으로 분류하지만 이것은 엄연히 피부 보호막인 산성도의 함락으로 발생하는 경우가 잦다. 이유는 피부가 외부 환경에 적응하기 위해서는 pH 5.2~5.8를 유지해야 하지만 세탁세제나 주방세제의 경우 강력한 계면활성을 위해 강력한 알칼리성인 pH12를 사용한다. 이것이 피부에 닿으면 피부의 보호막이 사라지고 피부는 쉽게 침식당하게 된다. 이것이 주부 습진의 주된 요인이다. 주부 습진은 먼저 피부 산성도를 맞춰주면 쉽게 치료될 수 있다.

> 피부는 가장 넓은 면적을 차지하므로
> 다양한 호전반응이 나타난다.
> 하지만 피부 스스로가 복원 능력이 강해
> 시간이 지나면 회복된다.
> 피부에 나타나는 증상은
> 치료하기에 앞서
> 먼저 몸 안을 먼저 살펴야 한다.
> 피부 반응은 몸에서 시작되기 때문이다.

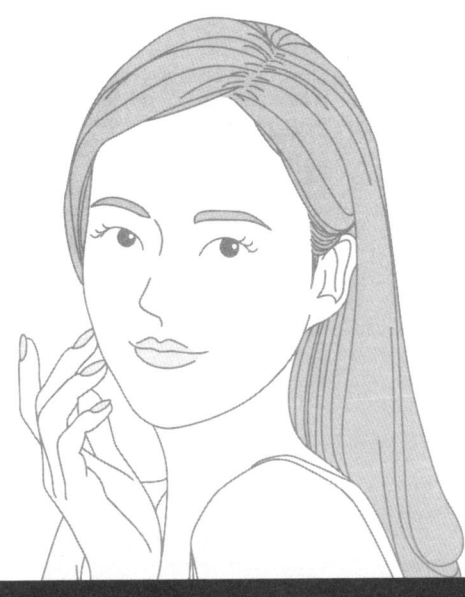

전반응이란?
전반응과 명현현상의 차이
전반응의 대 분류
부가 붓거나 부종이 생긴다
주위가 벌겋게 올라오고 가렵다
에서 심한 냄새가 난다
루지나 발진, 두드러기가 생긴다
부가 뜨거워지고 땀이 난다
미가 올라온다
조이고 주름이 생긴다
부가 더 거칠게 된다
부의 변함이 없다

06 피부의 호전반응

호전반응, 피부가 건강해지려는 반응

호전반응(好轉反應)이란, 정상으로 회복하려는 일시적 현상을 말하며 다른 장기와는 달리 피부는 몇 일부터 심지어는 오랜 기간에 걸쳐 호전반응이 나타나기도 한다. 그만큼 광범위하고 스스로 해독 하는 기능이 없어 다른 장기에 비해 다양한 반응이 나타나기도 한다. 피부에는 약 2,000여 가지의 질병이 현존하고 있다. 그리고 가장 넓은 면적을 차지하고 있어 현재 사용하는 약 중 가장 독성이 강한 것들은 모두 피부약에 속한다. 그만큼 관리하기가 힘든 질병들을 가지고 있는 것이 피부이며 그에 따른 다양한 호전반응이 나타나기도 한다.

때로는 호전반응을 부작용으로 착각하는 경우는 물론 부작용을 호전반응으로 오해하는 소지도 있지만 대체적으로 피부에서 발생하는 호전반응들은 심하지 않다. 피부는 배출하는 기능이 많아서 몸 안의 독소가 배출될 때 피부로 나타나는 호전반응들이 있지만 그것이 심각하거나 문제가 되는 것들은 미미하다. 심한 질병의 경우 바이러스, 중금속의 배출로 포진 형태가 발생하기는 하지만 대부분은 발진형태이며 기껏해야 일주일 이내면 가라앉고 마무리 되는 것이 일반적이다. 그리고 심하게 나타나는 호전반응의 경우는 몸 상태가 매우 건조하거나 독성이 많은 화장품을 지속적으로 사용하여 피부 건강이 안 좋을 때 나타난다. 그래서 호전반응이 발생한다면 이는 피부가 건강해지려는 신호이므로 긍정적 마음으로 받아들여 가라앉고 호전될 때까지 기다리는 것이 좋다.

호전반응과 명현현상의 차이

호전반응(好轉反應)과 명현현상(瞑眩現狀)을 같은 뜻으로 보거나 풀이해서 해석하는 경우가 많지만 실은 큰 차이가 있어 서로 다르게 해석해야 한다. 호전반응(好轉反應)은 식품을 섭취하거나 화장품을 발라서 몸이 좋은 방향으로 발전하려는 중간 과정의 현상을 일컫지만, 명현현상(瞑眩現狀)은 한의학(韓醫學) 또는 중의학(中医学)에서 "어지러워 눈을 감다"라는 표현이나 "어지러워 머리가 핑~ 돈다"라는 뜻으로서, 독성을 가지고 있는 약재의 사용이 몸에 나타난 반응이 나타나는 현상을 말한다. 따라서 瞑眩現狀(명현현상) 보다는 明現現狀(명현현상)인 "뚜렷하게 나타남"의 표현의 이해가 더 적절하다고 보는 것이 좋다. 그 차이는 아래와 같다.

호전반응(好轉反應)

1. 목 주위가 벌겋게 올라오고 가렵다.
2. 기미가 올라 온다.
3. 더 조이고 주름이 생겼다.
4. 얼굴색이 더 거칠게 된다.
5. 탈모가 생겼다.

명현현상(明現現狀)

1. 피부가 아무 반응 없이 좋아졌다.
2. 기미가 사라졌다.
3. 주름이 펴졌다.
4. 얼굴색이 바뀌었다.
5. 새 모(毛)가 나오고 있다.

호전반응의 대 분류

호전반응은 크게 4 분류로 나누어 설명할 수 있다. 몸에 필요한 영양소가 들어오거나 부족한 영양소가 채워질 때, 화장품을 사용하고 세포들이 활성화가 되면서 세포 속, 장기들 사이에 있던 나쁜 물질들을 몸 밖으로 내보내게 될 때 여러 호전반응들이 나오는데, 그 내용들을 크게 4 분류로 나누어 아래와 같이 설명할 수 있다.

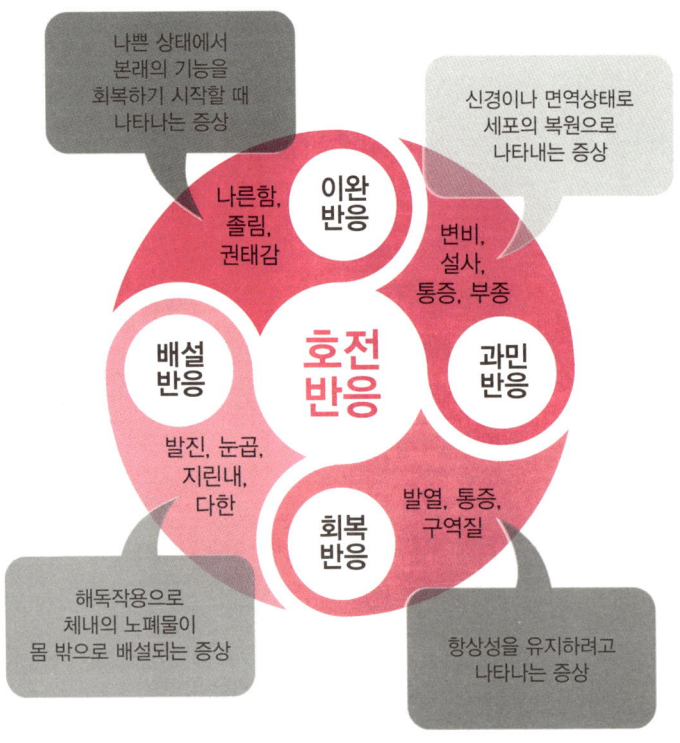

호전반응의 대부분은 해독이나 분해 효소 및 호르몬을 분비하는 장기들에서 심하게 나타나며 배설기관에서도 다양하게 나타난다. 평소 영양소의 결핍이 있던 곳, 건강하지 않은 곳, 염증이 많은 곳, 회복하려 하는 곳이 대표적이며 호전반응에 직간접으로 관여하는 장기들이 있다.

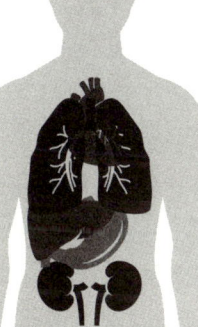

심장
두근거림, 뻐근함, 손발가락이 가려움, 잠이 오지 않음, 답답함

뇌
나른함, 잠이 쏟아짐, 잠이 오지 않음, 하품, 어지러움, 눈꺼풀이 무거움

폐
몸살, 미열, 감기, 기침, 가래, 답답함, 피부발진, 콧물

위
미식거림, 구토, 설사, 답답함, 더부룩함, 통증

간
가려움, 발진, 구토, 냄새, 충혈, 눈곱, 몸살, 통증

신장
통증, 소변색, 혈뇨, 지린내, 거품, 부종, 피부 따끔거림

피부가 붓거나 부종이 생긴다

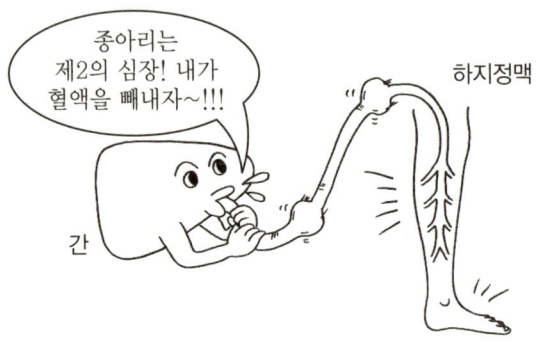

몸이 붓거나 부종의 현상은 화장품에서 거의 발생하지 않는다. 이는 식품에서 일어나는 현상으로서 신장, 간, 종아리의 하지정맥을 원인으로 찾을 수 있다. 종아리는 제2의 심장이라 일컬을 만큼 다리의 건강함이 신체의 건강으로 대표되기 때문에 붙여진 이름이다. 몸의 전체 흐름은 위의 3가지가 정상적 기능을 할 때 이뤄진다. 만약 피부가 붓는 현상이 온다면 피부의 대사가 빨라지면서 발생할 수 있다. 이 때는 잠시 사용을 멈췄다가 가라앉으면 다시 사용하면서 피부가 길들여 지기를 기다려야 한다. 갑작스런 신진대사가 붓기와 부종을 동반할 수 있어서이다. 마찬가지로 식품도 이런 현상이 발생하면 섭취를 중단하고 몸이 적응하는 시간을 줘야 한다. 부종은 종아리에서 혈액을 간으로 잘 보내지 못할 때, 그리고 간이 정상으로 처리하지 못할 때와 마지막으로 신장이 재흡수, 배설을 하지 못할 때 발생하므로 장기들이 회복하고 제 기능을 할 수 있을 때까지 기다리는 것이 더 현명한 방법이다. 따라서 붓기와 부종 시에는 사용량을 절반으로 줄이고 서서히 양을 늘려야 한다.

목 주위가 벌겋게 올라오고 가렵다

기능성 화장품이 피부 혈관 확장으로 목 주위가 벌겋게 올라오고 가려운 증상이 나타난다.

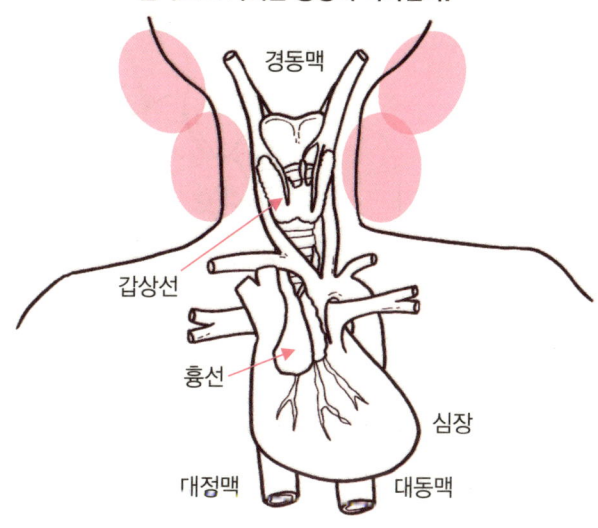

 발진 형태의 증상은 온 몸에서 나타나지만 호전반응은 거의가 목 주위에서 나타나는 것이 일반사이다. 목 주위에서 일어나는 이유는 바로 심장과 가깝고 목에 면역을 키우는 흉선을 비롯해 신진대사와 체온조절을 하는 갑상선이 자리 잡고 있어서 그렇다. 특히 목을 통과해 머리로 뻗어 있는 혈관인 경동맥(頸動脈/Carotid artery)이 지나고 있어 화장품과 건강식품 섭취 시 이와 같은 반응이 나타날 수 있다. 그렇다고 모든 제품이 그런 것은 아니다. 대체적으로 열을 발생시키고 대사량을 증가시키는 제품에서 나타난다. 이는 매우 좋은 호전 반응이며 길지 않은 시간에 호전되어 가라 앉는다.

PART 06
몸에서 심한 냄새가 난다

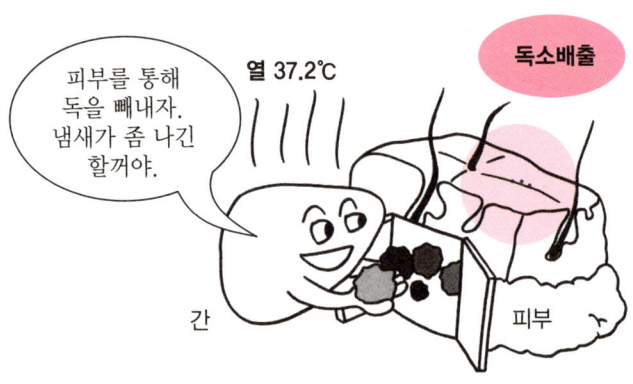

▶ 인체의 해독 시스템

해독 장기	방법	해독 장기	방법
간	해독	신장	소변
대장	대변	면역	식균
피부	땀	뇌	수면
폐	호흡	임파선	쓰레기청소

    화장품이나 식품을 섭취하고 몸에서 심한 냄새가 나거나 악취가 발생한다면 이는 몸 안의 독소를 피부가 밖으로 내보내려는 호전반응 현상에 속한다. 인체 내에서 독소의 악취가 가장 심하게 나타나는 장기가 바로 피부인데 이는 피부가 가장 많은 배출을 하기 때문이다. 많은 땀구멍으로 노폐물을 내보내며 호흡을 통해 밖으로 밀어내는 일을 하기 때문에 심한 냄새가 나기도 한다. 그만큼 몸 안에 독이 많다는 것을 의미한다.

뽀루지나 발진, 두드러기가 생긴다

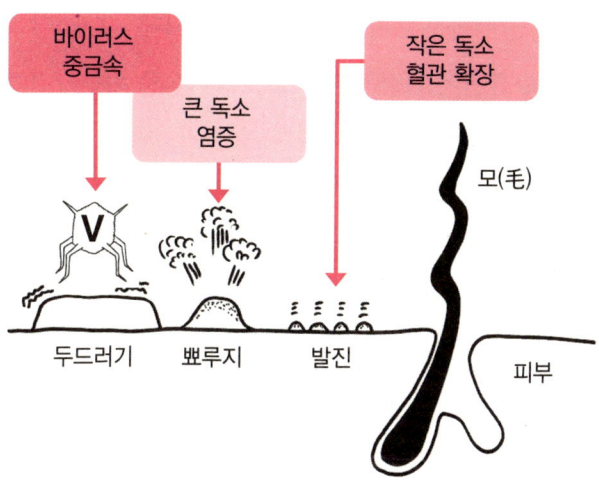

호전 반응 시 피부에 나타난 발진은 작은 독소에 해당된다. 몸에 있는 탄산가스나 대사산물의 찌꺼기들이 피부를 통해 다량 빠져 나오면서 생긴다. 가려움증이나 통증은 유발되지 않으며 시각적인 현상만 보인다. 대체 1주일 이내에 가라앉고 호전된다. 뽀루지는 이보다 큰 독소나 염증의 배출이다. 한 군데 커다란 모양으로 심한 통증이 있고 호전 기간은 거의 보름이나 걸린다. 그리고 호전 후에도 상처가 오래도록 지속되다가 사라진다. 하지만 두드러기는 양상이 좀 다르다. 피부나 몸의 중금속이나 바이러스가 나오는 현상이므로 큰 통증은 없으나 때로는 심한 흉터로 남기도 한다. 이런 현상이 지나면 몸이 가벼워지고 피부도 좋아진다.

PART 06
피부가 뜨거워지고 땀이 난다

피부에 열이 발생하는 이유는 여러 가지가 있다. 그 중 대표적인 것이 피부 아래의 혈관이 확장되면서 혈액 순환으로 피부가 뜨거워지는 현상이 발생한다. 이는 몸 안의 순환이 갑자기 원활해 지면서 생긴다. 피부 밖에서의 열은 피부가 닿으면 감지하고 멀리하면 곧 정상으로 되돌아 오지만 내부의 열은 피부에 계속 공급되기 때문에 지속적으로 체온 상승이 진행된다.

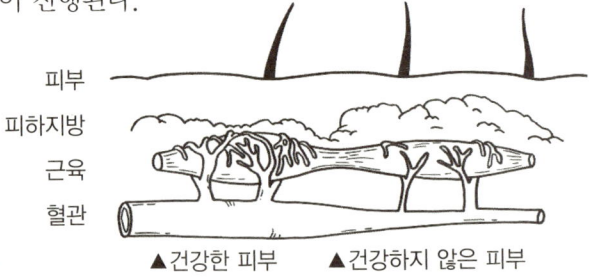

▲건강한 피부   ▲건강하지 않은 피부

유난히 피부에 열이 많은 경우는 피부의 혈관이 수축되어 있고 근육보다는 피하지방이 많이 분포되어 있을 경우다. 피부에 지방이 많으면 필요 이상의 열이 발생한다. 근육은 스스로 열을 소유하고 발산하는 능력을 가지고 있다. 근육의 소실이 발생하면 그 안에 지방에 자리 잡게 되는데 지방은 근육의 단백질보다 열량을 무려 2배 이상을 가지고 있으며 지방이 형성되면 내부 열을 밖으로 나가지 못하게 막기 때문에 내부 열이 올라 피부로 전달된다. 그러면 피부가 뜨거워지고 이 열로 습진이나 아토피 등의 피부 질환이 발생한다. 그래서 아토피 등의 질환이 열에 매우 민감하게 반응하는 것이다.

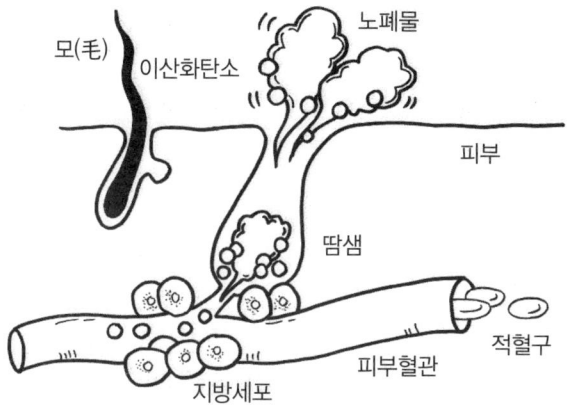

이산화탄소는 혈관 확장으로 지방세포를 분해하고
노폐물과 같이 밖으로 배출한다.

 내부 열이 많아지면 피부는 땀샘을 열어 열을 배출시킨다. 그리고 모공에 있는 피시샘으로 지방에 숨어 있는 노폐물들을 밖으로 배출한다. 요즘 카복시 화장품이 인기를 끌며 다이어트나 피부 관리용으로 주목 받고 있다. 이는 이산화탄소를 주입하여 혈관확장으로 지방을 분해하는 원리이다. 이미 30년 전부터 복강 수술에 사용되었던 의료 시술용 원료인데 이제 화장품으로 편하게 널리 사용되고 있다. 혈관 확장은 결국 지방 분해이며 지방이 분해되어야 피부의 열이 잠잠해질 수 있다. 따라서 피부가 뜨거워지고 땀이 난다면 이는 좋은 반응이며 피부가 호전하려는 뜻을 가지고 있으므로 지속적인 사용으로 피부 관리를 하면 좋다.

PART 06
기미가 올라온다

구분	31~35세	36~40세	41~45세	45세 이상
1	모공	주름	주름	주름
2	건조	모공	건조	기미, 잡티
3	기미, 잡티	건조	모공	탄력감소
4	주름	기미, 잡티	기미, 잡티	건조
5	민감성	탄력감소	탄력감소	모공

30대 이후 한국 여성의 피부 고민

여성들은 나이에 따라 피부의 관심도가 다르게 나타난다. 대체적으로 30대가 넘어가면서 피부에 더 많은 관심과 투자가 올라간다. 그 중 피부의 여러 현상 중 기미는 생기면 생길수록 마음의 근심도 같이 깊어진다. 주름은 나이 탓이려니 생각하지만 기미는 한 번 생기면 좀처럼 해결하기가 쉽지 않다. 기미의 가장 큰 원인은 멜라닌세포가 자극받아 활성화가 된 것이다. 이유는 바로 열(熱)이다. 필요 이상의 열이 멜라닌세포를 자극하여 기미의 생성을 촉진시켜 발생한다. 이런 상황에서 기미 제거 화장품을 사용하면 처음에 더 많은 기미가 올라온다. 이 때 발생하는 기미는 이미 멜라닌세포에서 만들어진 것들이다. 언젠가는 서서히 올라오는 것을 빨리 돌출되는 현상들이다. 그래서 시간이 얼마 지나지 않아 생길 것들이라면 차라리 빨리 밖으로 배출시키는 것이 좋다. 그리고 멜라닌세포가 더 이상 자극 받지 않도록 화장품과 생활습관으로 관리해야 한다. 차가운 성질의 화장품으로 자주 완화시켜 줘야 한다.

PART 06
더 조이고 주름이 생긴다

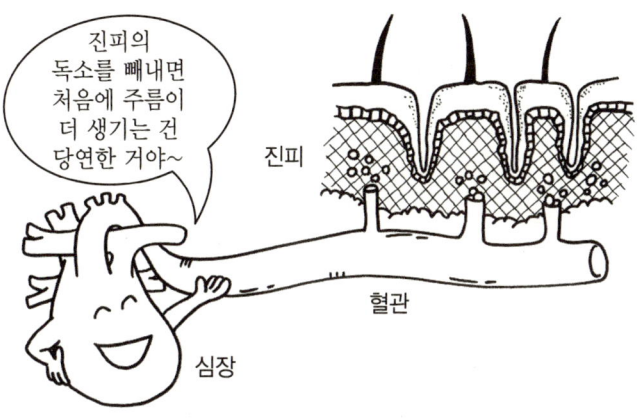

**주름개선을 위한 기능성 화장품 사용시 진피의 개선이 시작 되기 전
노폐물을 먼저 빼내면서 주름이 더 생긴다.**

    리프팅 화장품을 사용하면 피부의 상태를 좀 더 면밀히 관찰할 수 있다. 리프팅은 피부의 진피를 자극하여 영양을 넣고 채워주며 젊은 피부로 되돌리는 방법 중 하나다. 이 때 진피의 상태에 따라 크게 두 형태의 현상이 발견되는데 하나는 진피의 수분이 부족할 때와 또 하나는 영양의 부족으로 나타난다. 수분이 부족할 때는 리프팅 시 갈라지는 현상을 목격하게 되고 영양이 부족할 때는 겉도는 것처럼 뜨게 된다. 대략 이마, 목, 입가는 갈라지는 현상이 나타나고 볼, 눈 아래 쪽은 큰 기포가 생기는 것처럼 뜨는 현상이 나타난다. 늘어진 피부가 다시 탄력을 유지하며 좁아질 때 피부는 당기는 현상으로 더 조이고 주름이 생기게 된다. 지속적인 관리를 하면 주름이 많이 개선됨을 확인할 수 있다.

PART 06
피부가 더 거칠게 된다

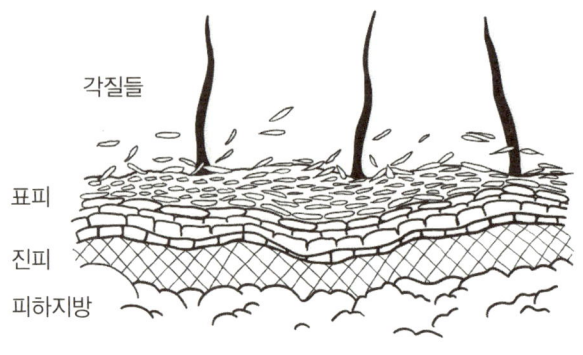

피부의 개선으로 표피의 묵은 각질이 떨어져 나오면서
피부가 더 거칠어 진다.

우리나라 속담에 '새 술을 헌 부대에 넣지 말라'라는 말이 있다. 이처럼 화장품 속의 고기능성 성분이 피부에 들어 오거나 좋은 식품으로 내부 장기의 활성화로 피부를 윤택하게 할 때 피부의 반응은 거칠게 나타난다. 피부가 거칠어지는 현상은 대부분 표피의 각질들이다. 각질 주기는 28일이며 여기에 자기의 나이를 더한 값으로 각질 주기가 길어진다. 그래서 떨어져야 할 각질이 그대로 표피에 붙어 있기 때문에 스크럽 등을 사용하여 인위적으로 떼어내는 방법을 동원한다. 하지만 스크럽을 자주 하면 피부의 면역이 떨어져 예민한 피부로 바뀔 수 있으니 화장품 사용 기간에 맞춰 하는 것이 좋다. 항상 새것은 헌 것을 밀어 내듯이 피부가 거칠어 지면 자연적으로 새 살이 채워지니 기다리면 만족감을 얻게 될 것이다.

PART 06
피부의 변함이 없다

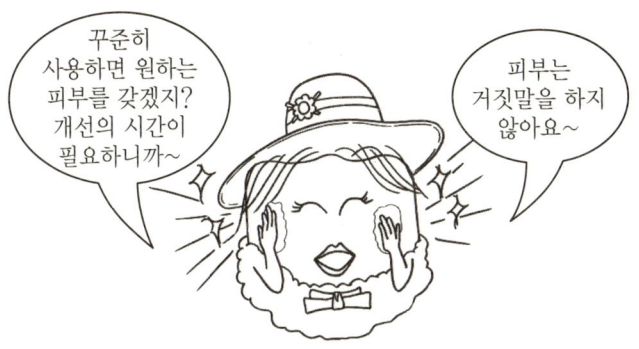

**기능성 화장품을 사용하면서 피부의 변함이 없다면
시간적 여유를 가져야 한다.**

　기능성 화장품을 사용하고 바로 반응을 기대하는 경우가 있다. 그럼에도 불구하고 전혀 반응이 없는 경우가 발생하는데 이는 화장품의 기능이 나쁘다고 폄하해서도 안되고 본인의 피부가 전혀 반응이 없다고 평가 해서도 안된다. 어떤 이는 피부의 반응이 늦게 나타날 수도 있으며 모두 작용 시기가 다르니 기다리면서 꾸준히 사용하는 것이 좋다. 피부의 대사가 늦는 경우 반응이 지연될 수도 있지만 사용중인 화장품을 끊지 말고 꾸준히 사용해야 한다. 그리고 전혀 반응이 없다면 그것은 본인의 피부가 매우 건강하기 때문이다. 건강한 피부는 별도의 영양을 필요로 하지 않아서다. 하지만 많은 사람들은 생체 나이에 따른 피부 노화를 수십 년 앞당기려고 욕심이 과한 경우가 있는데 이런 경우는 불가능하다. 60대인데 30대의 피부를 갖기 원하는 것은 무리이며 약 10년 정도 더 젊게 보이는 것만으로도 성공적인 피부를 갖게됨으로 만족해야 한다.

피부 몸을 말하다

초판 1쇄 발행 | 2019년 3월 27일
출판등록번호 | 제2017-000004

펴낸곳 | 에스북
지은이 | 홍동주
그　림 | 홍동주

펴낸이 | 서　설
디자인 | 디자인뷰

잘못된 책은 바꿔드립니다.
가격은 표지 뒷면에 있습니다.

979-11-89286-02-6

주소 | 경기도 하남시 미사강변대로 240
전화 | 031-793-4680
팩스 | 031-624-1549
메일 | sbookclub@naver.com

Copyright ⓒ 2017 by 에스북
이 책은 에스북이 저작권자와의 계약에 따라 발행한 것이므로 본사의 서면
허락 없이는 어떠한 형태나 수단으로도 이 책의 내용을 이용하지 못합니다.